U0315242

中医药科普读本

第一辑

一针见效

金敬梅　荆悦／主编

世界图书出版公司

图书在版编目（CIP）数据

一针见效 / 金敬梅，荆悦主编 . -- 北京：世界图
书出版公司 , 2019.4

（中医药科普读本 . 第一辑）

ISBN 978-7-5192-5995-2

Ⅰ . ①一⋯ Ⅱ . ①金⋯ ②荆⋯ Ⅲ . ①针灸疗法－青
少年读物 Ⅳ . ① R245-49

中国版本图书馆 CIP 数据核字 (2019) 第 029753 号

书　　　名	中医药科普读本 . 第一辑 . 一针见效
（汉语拼音）	ZHONGYIYAO KEPU DUBEN.DI-YI JI.YI ZHEN JIANXIAO
编　　者	金敬梅　荆　悦
总 策 划	吴　迪
责 任 编 辑	韩　捷
装 帧 设 计	刘　陶
出 版 发 行	世界图书出版公司长春有限公司
地　　址	吉林省长春市春城大街 789 号
邮　　编	130062
电　　话	0431-86805551（发行）　0431-86805562（编辑）
网　　址	http://www.wpcdb.com.cn
邮　　箱	DBSJ@163.com
经　　销	各地新华书店
印　　刷	吉林省金昇印务有限公司
开　　本	787 mm×1092 mm　1/16
印　　张	10
字　　数	107 千字
印　　数	1-5 000
版　　次	2019 年 4 月第 1 版　　2019 年 4 月第 1 次印刷
国 际 书 号	ISBN 978-7-5192-5995-2
定　　价	360.00 元（全十册）

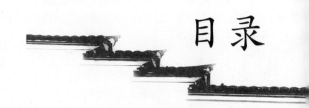

目录

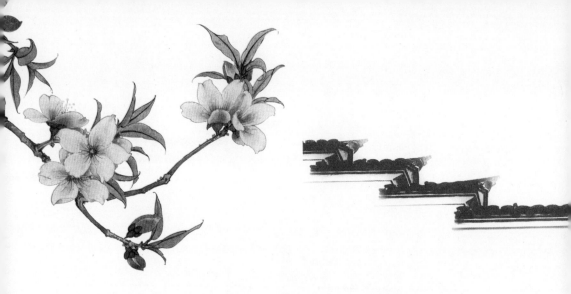

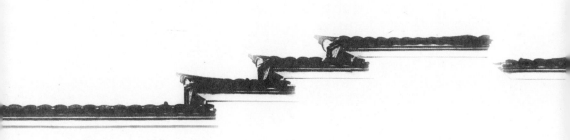

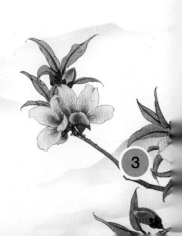

附录

后记

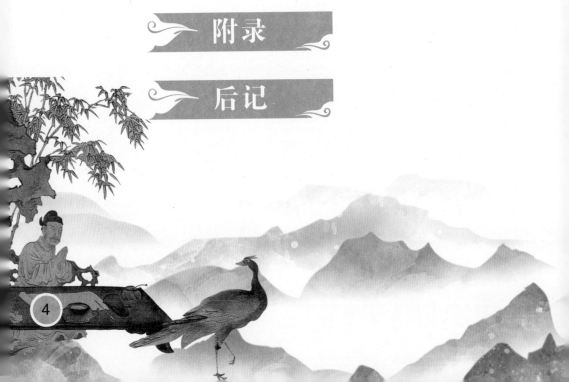

针灸漫谈

ZHENJIU
MANTAN

悠悠古今话针灸

针灸在中国历史悠久，它是人们长期与疾病抗争的经验总结，是中国传统医学中弥足珍贵的财富。针灸是针法与灸法的合称，起源于"砭术"。针的雏形是砭石，砭石多为经磨制而成的尖石或石片；灸指用燃烧的艾绒等熏烤一定的穴位或患部，最初用树枝点燃来灸，后来常用艾草施灸，即"艾灸"，常与针刺配合应用。

砭石是针具的雏形，大约出现在新石器时期。那时，人们的生活条件非常简陋，总要面对疾病和饥饿。人们出去猎食时，难免会踩到尖锐的石头或被荆棘、树枝刺伤。人们发现，有时刺到身体的某个部位，对身体的病痛有缓解作用，于是有意识地用一些尖利的石块来刺身体的某些部位或人为地刺破身体，使之出血，以减轻疼痛，由此产生了砭石。

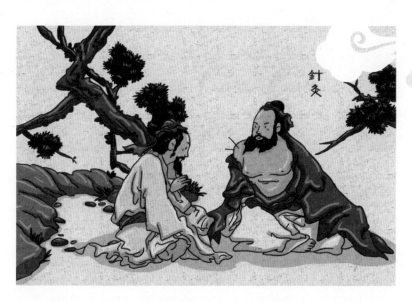

针灸

　　当时，针具除砭石之外，还有骨针、竹针，随着彩陶文化的发展，出现了陶针。夏、商、周时代，由于青铜器的广泛应用，针具也随之发展，出现了铜针、铁针、金针、银针等。自战国到秦汉，砭石逐渐被九针取代。《黄帝内经》中记载了九针，即镵针、圆针、鍉针、锋针、铍针、圆利针、毫针、长针和大针，根据不同的情况选择不同形状的针具。随着现代科技发展，针具精致而品种多样，出现了不锈钢针、电针、光针、磁针等。

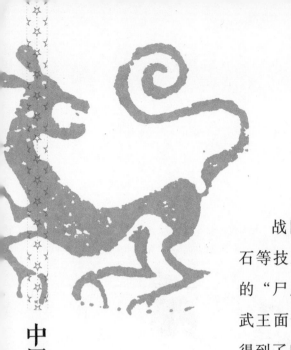

战国时期的名医扁鹊精通针灸、砭石等技术，以针药并用，治疗了虢太子的"尸厥"；以砭石弹刺方法治疗了秦武王面部痈肿。他在医学上取得的成就得到了后人的认可。

东汉末期的名医华佗、张仲景，在针灸方面有独到的研究并留有著作。

华佗每次在针刺治疗时，只针一两个穴位，告诉患者针感会达到什么地方，等针感到了他说的地方，他就拔出针来，患者的病就立即好转；在使用灸法的时候，取一两个穴位，灸上七八壮，患者病就好了。

两晋南北朝时期，社会动荡，出现了各种疾病，也出现了很多名医，如徐之才、陶弘景、范汪、葛洪等，留下了《针灸图要穴》《明堂孔穴》《九部针灸经》等针灸名著。

皇甫谧，撰写了中国针灸史上第一

部体系完整的针灸专著《针灸甲乙经》，对后世针灸学的发展产生了很大影响。

隋代的杨上善，留有《黄帝内经太素》，提倡医生治病要先治疗患者的神。

针灸到了唐代有了很大的发展，孙思邈、王焘等在针灸方面进行了研究并著书立传，针灸发展成为一个专科，开始有专门的"针师"和"灸师"，并且在最高医学学府设立了针灸专业。

针灸学在两宋时期有了更大的发展，是中国针灸史上的里程碑，此时出现了闻名中外的《铜人腧穴针灸图经》和针灸铜人。北宋针灸家王惟一，在北宋政府支持下，他主持设计制作成两具铜人模型，外面刻有经络穴位，里面放置脏腑器官，作为教学和针灸师考试之用。

针刺麻醉

针刺麻醉是一种麻醉技术，用毫针扎在病人的某些穴位上，达到镇痛目的，使病人在清醒的状态下接受手术。这是中国首创的一种麻醉方法。《集异论》曾记载过唐初狄仁杰看到一个十四五岁孩子的鼻上长了一个拳头大的肿瘤，用针刺其脑后的穴位，顺利地摘掉了肿瘤。

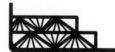

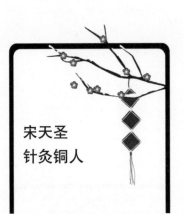

宋天圣
针灸铜人

宋天圣针灸铜人是中国乃至世界上最早铸成的针灸铜人，它开创了世界上用铜人作为人体模型进行针灸教学的先河。由青铜铸成，身高和青年男子相仿，面部俊朗，体格健美。针灸铜人模仿真人而做，铜人体表刻有十四经脉循行路线和354个穴位名称。所有的穴位都凿穿小孔，当时在针灸考试时，先将水银注入铜人，然后在铜人体表涂一层黄蜡，完全遮盖住经脉穴位。参加考试者完全依靠经验下针，若能准确扎入，水银会从穴位中流出，否则便进不了针。

明代针灸也有非常蓬勃的发展，出现了陈会、凌云和杨继洲等名家及他们的针灸著作，在针刺手法的研究方面更加深入。进入太医院等机构需要严格的考试，在民间可以私人授徒。在此期间，《针灸大成》《针灸聚英》等一批针灸著作相继出现，人们开始用桑枝灸、灯火灸等，后来将艾卷温热灸的艾绒中加进药物，发展成为雷火神针、太乙神针。

清朝时期，针灸几经兴衰，清政府对针灸的重视不够，针灸疗法在民间使用更多。公元1822年，清王朝以"针刺火灸，究非奉君之所宜"为理由，命令永远停止太医院针灸科，使针灸医学趋于衰落。

民国时期，针灸医学更遭摧残。

中华人民共和国成立以后，针灸医学得到了发展，在对古代针灸医学进行继承与发扬的基础上，与激光等多种现代科技结合，在治疗上发挥出了更大的作用。2010年，"中医针灸"被列入世界非物质文化遗产优秀代表名录。

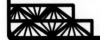

行针总要歌

【歌诀】

黄帝金针法最奇，短长肥瘦在临时，
但将他手横纹处，分寸寻求审用之。
身体心胸或是短，身体心胸或是长，
求穴看纹还有理，医工此理要推详。
定穴行针须细认，瘦肥短小岂同群，
肥人针入三分半，瘦体须当用二分。
不肥不瘦不相同，如此之人但着中，
只在二三分内取，用之无失且收功。
大饥大饱宜避忌，大风大雨亦须容，
饥伤荣气饱伤腑，更看人神俱避之。
妙针之法世间稀，多少医工不得知，
寸寸人身皆是穴，但开筋骨莫狐疑。
有筋有骨傍针去，无骨无筋须透之，
见病行针须仔细，必明升降阖开时，
邪入五脏须早遏，祟侵六脉浪翻飞，
乌乌稷稷空中堕，静意冥冥起发机。

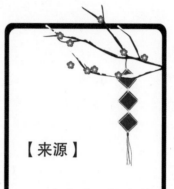

【来源】

出自明·杨继洲《针灸大成》。本歌诀中讲述了针灸的奇妙方法，行针取穴的一些共性问题，如行针时要考虑患者的体质、身高等，注意针灸时的一些禁忌事项，同时详细论述了腧穴的部位等。要求在治疗时应按经络的循行、阴升阳降的规律，揣寻穴位，进行傍刺、深刺或透刺等。

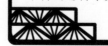

先补真阳元气足，次泻余邪九度嘘，
同身逐穴歌中取，捷法昭然经不迷。
百会三阳顶之中，五会天满名相同，
前顶之上寸五取，百病能祛理中风，
灸后火燥冲双目，四畔刺血令宣通，
井泉水洗原针穴，针刺无如灸有功。
前顶寸五三阳前，甄权曾云一寸言，
棱针出血头风愈，盐油揩根病自痊。
卤会顶前寸五深，八岁儿童不可针，
囟门未合那堪灸，二者须当记在心。
上星会前一寸斟，神庭星前发际寻，
诸风灸庭为最妙，庭星宜灸不宜针。
印堂穴并两眉攒，素髎面正鼻柱端，
动脉之中定禁灸，若燃此穴鼻鼾酸。
水沟鼻下名人中，兑端张口上唇宫，
龈交二龈中间取，承浆下唇宛内踪。
炷艾分半悬浆灸，大则阳明脉不隆，
廉泉宛上定结喉，一名舌本立重楼，
同身捷法须当记，他日声名播九州。

针灸常识

ZHENJIU
CHANGSHI

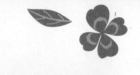

针灸基础

针刺的基本知识

一、毫针的规格及选择

毫针是针刺的主要工具。毫针的规格以针身的直径和长度来区分。临床以 28～30 号和 1～3 寸者最为常用。通常根据患者的体质、病情、年龄、性别等方面选取粗细、长短适宜的针具。需要确保针具没有缺口、裂纹、锈迹，没有弯针，没有针尖起刺等。

二、针刺前的准备

做好针刺前的准备工作，是顺利进行治疗、防止发生意外的重要保证。

1. 术前解释

对于初次接受针刺治疗的患者，应让他们了解针刺治病的常识，以达到消除顾虑、积极配合的目的。主要告知事项应包括精神不要紧张、不要酗酒、不要空腹、不要过于疲劳，进针后不要随意变动体位，如有不适应及时告知医生等。

2．选择合适体位

体位的选择应遵循既方便医者操作，又保证患者舒适的原则。体位的选择以医生能操作方便，正确取穴，患者舒适，并能持久为原则。常用的体位有以下几种：

（1）仰卧位：适用于前头、面、颈、胸、腹、上肢掌侧、下肢前侧及手、足部位的腧穴。

（2）仰靠坐位：适用于头面、颈和上胸部穴位。

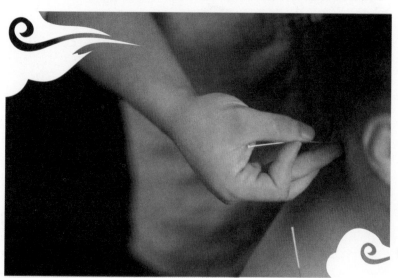

（3）俯卧位：适用于后头、项、肩、背、腰、骶及下肢后侧部穴位。

（4）俯状坐位：适用于头顶、后项和背部等的穴位。

（5）侧卧位：适用于侧头、侧胸、侧腹及上、下胶外侧部穴位。

3.消毒

（1）针具的消毒：针具最好用一次性无菌针具。常用消毒方式有：将针具用纱布包好放入针盒，

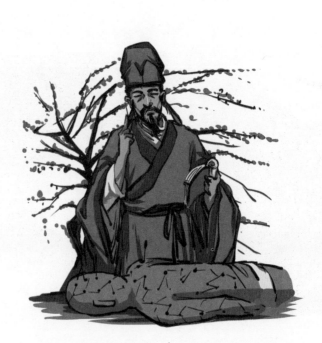

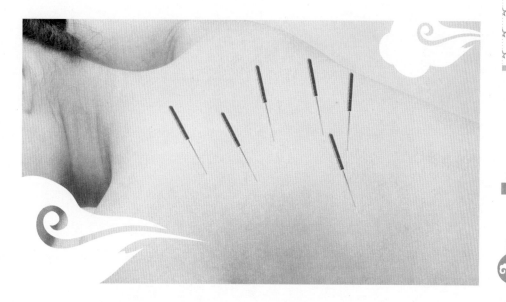

放在高压消毒锅内，高温（120℃）高压下，持续15分钟即可；也可将针具用纱布包好放在清水锅内，待水沸腾后再煮 10 ~ 15 分钟即可；或将针具放入 75% 的乙醇液中，浸泡 20 分钟以上即可。

（2）操作者双手消毒：操作者在施针前要进行严格的消毒，如先用肥皂将手清洗干净，再用酒精棉球涂擦后，可进行操作。

（3）患者穴位区消毒：一般用 75% 的乙醇棉球从穴位中心向外周旋涂消毒，待乙醇挥发后即可针刺。

毫针的刺法

一、针刺练习

针刺练习，主要是对指力、腕力和手法的锻炼。指力是指医者持针之手进针操作的力度。良好的指力是掌握针刺手法的基础，熟练的手法是运用针刺治病的基本条件。

1. 练习指力

用松软的纸张折叠成"井"字形并扎紧，做成纸垫。左手平执纸垫，右手拇指、食指、中指三指持针柄，使针尖垂直抵于纸垫上，右手拇指、中指、食指交替捻转针柄，并渐加一定压力，待针穿透纸垫后再换另一处，反复练习。该方法是练习指力和捻转的基本手法。

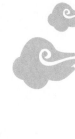

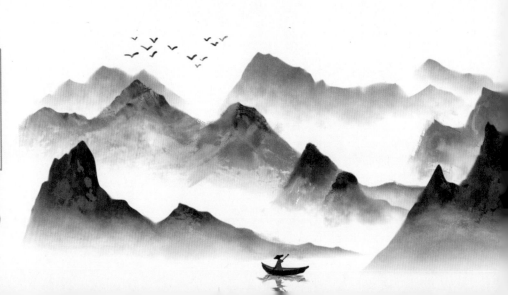

2．练习腕力

用细线绑缚 500 克左右的沙包，手腕稍向后仰，用拇指、食指、中指提起并反复捻搓。

3．手法练习

通过棉球，可以练习提插、捻转、进针、出针等各种毫针操作手法的模拟动作。做提插练针时，以执笔式持针，将针刺入棉球，在原处做上提下插的动作，要求深浅适宜，幅度均匀，针身垂直。在此基础上，可将提插与捻转动作配合练习，要求提插幅度上下一致，捻转角度来回一致，操作频率快慢一致，达到动作协调、得心应手、运用自如、手法熟练的程度。

二、常用进针法

针刺操作时，一般用右手持针操作。右手称为刺手（掌握针具，实施手法操作），左手称为押手（固定腧穴的位置）。持针样式如持笔状，一般以右手拇指、食指挟持针柄，中指抵住针身，左手拇指、食指扶持针尖并按压穴区，实施手法操作。

临床常用的进针方法有以下几种。

1．单手进针法

多用于较短的毫针。用右手拇、食指持针，中指端紧靠穴位，指腹抵住针体中部，当拇指、食指向下用力时，中指也随之屈曲，将针刺入，直至所需的深度。

2．指切进针法

用左手拇指或食指端切按在腧穴位置上，右手持针，紧靠左手指甲面将针刺入腧穴。此法适宜短针的进针。

3．提捏进针法

用左手拇、食两指将所刺腧穴部位的皮肤提起，右手持针，从捏起的皮肤上端将针刺入。此法适用于皮肤浅薄部位的腧穴。

4．舒张进针法

左手五指平伸，食指、中指两指稍稍分开置于穴位两旁并向两边撑开，使皮肤绷紧，右手持针从左手中、食两指间将针刺入穴位。此法适用于皮肤松弛部位的腧穴。

5.夹持进针法

用左手拇指、食指二指夹持针身下端，将针尖固定在所刺腧穴的皮肤表面，右手始动针柄，将针刺入腧穴。这种方法适宜于长针的进针。

三、针刺的角度与深度

针刺的深度主要应依据患者的体形胖瘦、年龄大小、针刺部位、病情需要来综合分析。一般而言，胸背、项背、脊柱正中和有大血管的部位不宜深刺；四肢部、臀部、腰骶部可适当深刺。

针刺的角度主要有直刺、斜刺、横刺三种。一般肌肉较丰厚的部位适宜直刺，即针体与皮肤成90°；关节腔或深层有重要脏器的部位适宜斜刺，即针体与皮肤成45°斜刺入；肌肉薄或穴位浅层下有脏器的部位适宜横刺，即针体与皮肤成15°～25°刺入。

四、常用运针手法

常用的运针方法有提插法、捻转法、循法、弹法、刮法、摇法、飞法、震颤法等。下面主要介绍前三种：

运针与得气

毫针刺入穴位后，为了使患者产生针感效应，或进一步调整针感强弱，以及使针感向某一方向传导而采用的操作方法，称为"运针"或"行针"。

行针后，针刺部位产生了经气感应，称为"得气"。得气的感应为酸、麻、胀、痛或抽搐，有时也产生温热、凉爽、烧灼、触电样感，在针刺部位下向远端放射，同时医者针下有沉紧、沉涩、沉重感。

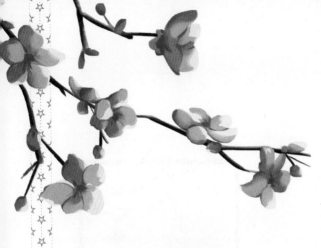

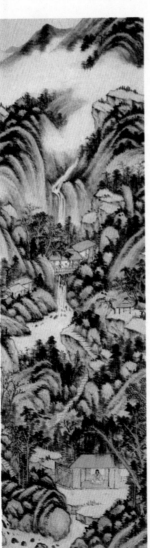

中医药科普读本　第一辑

一针见效

1.提插法：是将针刺入一定深度后，施以上提下插的操作手法。对于提插幅度大小、层次变化、频率快慢和操作时间长短，应根据患者的体质、病情、腧穴部位和针刺目的等灵活掌握。

2.捻转法：是将针刺入一定深度后，施以捻转使针在腧穴内来回旋转。捻转时应注意不能单向捻转，否则针身会被肌纤维缠绕引起疼痛或导致滞针。

3.循法：用手指顺着经脉的循行路径，在腧穴上下轻柔地循按。此法可以推动气血，激发经气，促使针后易于得气。

五、常用的补泻手法

常用的补泻手法有：提插补泻、捻转补泻、疾徐补泻、开合补泻、迎随补泻、呼吸补泻、平补平泻等，这些补泻手法，在临床上既可单独使用，也可配合使用。

下面主要介绍两种方法。

1．提插补泻

针刺入穴位得气后，以提插时针尖上下、用力轻重和快慢来进行补泻的一种方法。

补法：针刺得气后，先浅后深，重插轻提，提插的幅度小，频率快，反复提插 3 ~ 5 次。

泻法：针刺得气后，先深后浅，轻插重提，提插的幅度大，频率快，反复提插 3 ~ 5 次。

2．捻转补泻

针刺入穴位得气后，以针身左右旋转和改变强度进行补泻的一种方法。

补法：针刺得气后，拇指向前，食指向后，针柄顺时针左转，

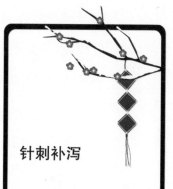

针刺补泻

补法是泛指能鼓舞人体正气，使低下的功能恢复旺盛的方法。泻法是泛指能疏泄病邪使亢进的功能恢复正常的方法。针刺补泻就是通过针刺腧穴，采用适当的手法激发经气以补益正气，疏泄病邪而调节人体脏腑经络功能，促使阴阳平衡而恢复健康。

捻转幅度小，频率慢，用力轻。

泻法：针刺得气后，食指向前，拇指向后，针柄逆时针右转，捻转角度大，频率快，用力重。

六、留针与退针

1. 留针

针下得气经过补泻操作后，将针留在穴位中以加强针感和针刺持续作用。留针与否及留针时间的长短，应根据病情而定。一般运针完毕后可适当留针 15 ~ 20 分钟，一些顽固性、慢性、疼痛性或痉挛性疾病可延长留针时间，在留针期间应每隔数分钟行针 1 次。

2. 退针

左手持消毒棉球按住针孔周围皮肤，右手持针轻捻轻提，边捻边退到皮下，然后将针提出，并用无菌干棉球按压针孔，防止出血。

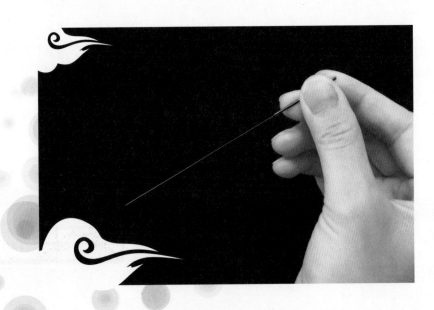

针刺常见异常情况的处理

一、晕针

晕针是指在针刺过程中病人发生的晕厥现象。患者体质虚弱、精神紧张、体位不当、医者手法过重等，均可导致针刺时或留针过程中发生此现象。

此时应立即停止针刺，将针全部退出。使患者平卧，注意保暖，给饮温开水或糖水后，即可恢复正常。若仍不省人事，呼吸细微，脉细弱者，可考虑配合其他治疗或采用急救措施。

对于晕针应注重预防，做好术前准备工作。

二、滞针

滞针是指在行针时或留针后医者感觉针下涩滞，捻转、提插、出针均感困难而病人则感觉剧痛的现象。

若病人精神紧张，局部肌肉过度收缩时，可稍延长留针时间，或于滞针腧穴附近进行循按或叩弹针柄，或在附近再刺一针，以宣散气血，缓解肌肉

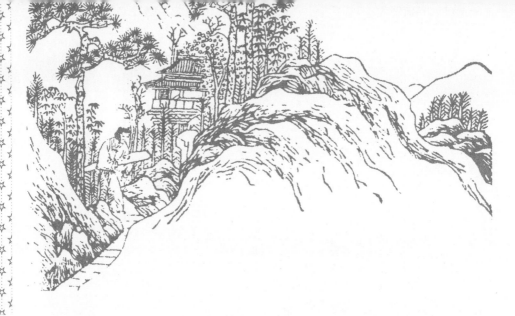

的紧张。

针对这种现象首先要消除患者的顾虑，注意与提插法的配合。

三、弯针

进针时或将针刺入腧穴后，针身在体内形成弯曲，称为弯针。

产生这种现象多因医生进针手法不熟练，用力过猛、过速，等造成弯针。出现这种状况时，针柄改变了进针或刺入留针时的方向和角度，患者感到疼痛。

出现弯针后，不得再行提插、捻转等手法。应使患者慢慢恢复原来体位，局部肌肉放松后，再将针缓缓退出。切忌强行拔针，以免将针体折断，留在体内。

为避免此种状况，要求医生进针手法熟练。

四、断针

又称折针，是指针体折断在人体内。若能术前做好针具的检修和施术时加以注意，是可以避免的。

中医药科普读本 第一辑

一针见效

针具质量欠佳、进针前失于检查、针刺时用力过强、患者随意改变体位等，均可造成断针。

此时，医者态度必须从容镇静，嘱咐患者切勿更动原有体位，以防断针向肌肉深部陷入。手持镊子将针取出，若断针完全深入皮下或肌肉深层时，应手术取出。

为避免此类现象发生应仔细检查针具，对不符合质量要求的针具剔出，不要过强过猛地用针，行针或留针时不要随意变更体位，更不宜将针身全部刺入腧穴。

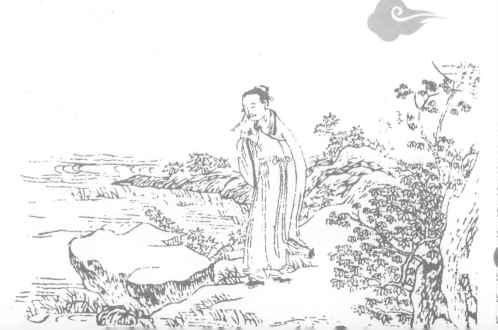

常见灸法

　　灸法是随着火的应用而产生的，并在其应用实践中不断发展。随着医学的进步，出现了多种多样的灸法。经过实践证明，艾的性温易燃，火力缓和，因此取代了一般的树枝燃料，成为灸法最好的材料。艾灸成为主要的灸法，灸法对于寒性的疾病有非常好的疗效，而且使用简便，在自己家里就能操作。配合其他的药物，还能扩大治疗范围，提高疗效。下面介绍常用的艾灸疗法。

　　一、艾炷灸疗法

　　艾炷灸是要先把艾绒做成小的圆锥形状的艾炷，把艾炷放在穴位上，点燃艾炷顶端，等病人感觉发烫时，将艾炷取下，再换另一个艾炷，为了防止烫伤或增加艾

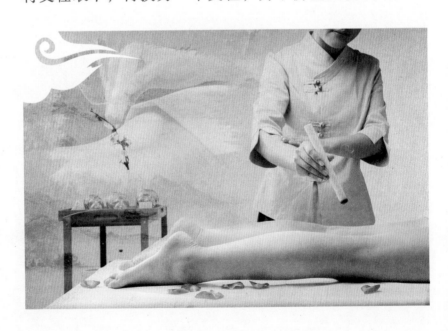

灸的作用，可以在艾柱和皮肤之间放上姜片、蒜片或其他药物。常分直接灸与间接灸两种，直接灸主要应用于哮喘、慢性胃肠病、发育障碍、气血虚弱、眩晕等；间接灸主要应用于腹泻、关节疼、肺痨、痢疾、虚脱等。艾柱灸临床运用非常广泛，既可保健，又可治病。

二、艾条灸疗法

艾条灸使用的是艾条，将艾条点燃后，对准需要灸的穴位进行熏灼，艾条不能距离皮肤太远。有温和灸、雀啄灸、回旋灸等操作方法，主要操作材料是有药艾条、无药艾条，可治疗寒湿痹症及其他多种虚寒性疾患。

三、温针灸疗法

针刺与艾灸结合的方法，主要用通过毫针和艾绒，先根据病性选穴施针，"得气"后留针，后将艾绒裹于针柄上点燃，直至燃尽，使热力通过针体传入机体，达到治疗的目的。

四、灯火灸疗法

以灯芯草蘸香油，点燃，在小儿身上施灸。本疗法主要用于小儿惊风、昏迷等急性病症。

针灸注意事项

在针灸治疗过程中，有很多异常情况，如治疗期间患者及家属在无针灸医师允许、指导下擅自调试使用任何医疗仪器，出现问题；患者自己随意改变体位，因体位的变化出现了滞针、留针和断针现象；有的患者可能出现偶发晕针（针刺过程中患者突然发生头晕、目眩、恶心、心慌、出汗、晕厥）的情况；针灸会使皮肤表面产生轻微疼痛、有红印、水疱等，属正常现象。为了防止异常事故的发生，要求医生注意以下事项：

初诊患者精神紧张或体质过于虚弱者刺激量不宜太大，并要采取卧位，以防晕针。

饥饿、疲劳及酒醉者不宜进行针刺。

小儿囟门未闭合，头部腧穴不宜针刺。小儿不能配合，故不宜留针。

皮肤有感染、溃疡、瘢痕和肿瘤者的局部穴位不宜针刺。

针刺胸背部腧穴不宜过深，严防发生创伤性气胸。对于背脊、内脏和大血管附近的腧穴应注意针刺的角度、方向和深度。

针刺眼区腧穴，要运用押手，手掌捏针刺的角度、方向和深度，不宜大幅度提插和捻转，以防刺伤眼球或出血。

患者有出血倾向的疾病时不宜针刺。

饭后一小时内不宜艾灸；脉搏每分钟超过 90 次以上不要艾灸；过饥、过饱、酒醉禁灸；孕妇禁灸；身体发炎部位禁灸；艾灸后半小时内不要用冷水洗手或洗澡；艾灸后要喝较平常量多的温开水（绝对不可喝冷水或冰水），有助排泄器官排出体内毒素。

手术后在体内埋钢钉或者其他东西的人，不要随便在做过手术的位置艾灸。

非精制艾绒是不能长期艾灸的，否则会引起其他方面的后遗症。

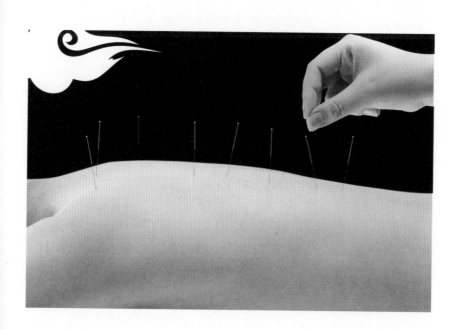

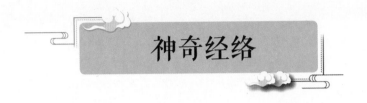

神奇经络

经络

经络是经脉和络脉的总称，是人体运行气血、联络脏腑、贯穿上下、沟通内外的径路。经脉是经络系统的主干，络脉是经脉别出的分支，经与络互相衔接，纵横交错，遍布全身，是沟通人体内外，运行气血的通道。经络是传入病邪、反映病候的途径，同时又具有联络脏腑和肢体，运行气血，抵御外邪的作用。

针灸治病时的辨证归经、循经取穴、针刺补泻等，都是以经络理论为依据。

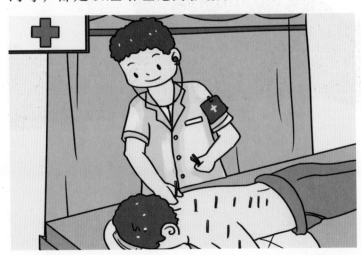

一、经络的组成

人体的经络系统的组成见图

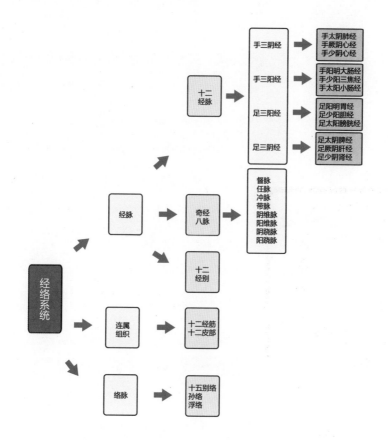

二、十二经脉

十二经脉是经络系统的主体，十二经脉即手三阴经、手三阳经、足三阳经、足三阴经的总称，共十二条，又叫作"正经"。十二经脉分别直属于某一脏或某一腑，十二经脉中直属于脏的称为阴经，直属于腑的称为阳经。

1.体表分布规律

十二经脉左右对称地分布于头面、躯干和四肢，纵贯全身。

六条阴经分布于四肢内侧和胸腹，其中上肢的内侧是手三阴经，下肢的内侧是足三阴经。六条阳经分布于四肢的外侧和头面、躯干，其中上肢的外侧是手三阳经，下肢的外侧是足三阳经。手、足三阳经在四肢的排列是阳明在前，少阳在中，太阳在后。手三阴经在上肢的排列是太阴在前，厥阴在中，少阴在后。足三阴经在小腿下半部及足背，其排列是厥阴在前，太阴在中，少阴在后，至内踝上 8 寸处足厥阴经与足太阴经交叉后，便成为太阴在前，厥阴在中，少阴在后。

2. 表里属络关系

十二经脉内属于脏腑，脏与腑有表里相合的关系，即手太阴肺经与手阳明大肠经相表里，足阳明胃经与足太阴脾经相表里，手少阴心经与手太阳小肠经相表里，足太阳膀胱经与足少阴肾经相表里，手厥阴心包经与手少阳三焦经相表里，足少阳胆经与足

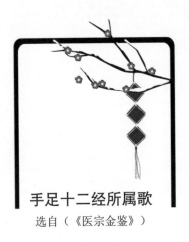

手足十二经所属歌
选自（《医宗金鉴》）

五脏六腑共包络，
手足所属三阴阳，
太阴足脾手肺脏，
阳明足胃手大肠，
少阴足肾手心脏，
太阳足膀手小肠，
厥阴足肝手包络，
少阳足胆手焦当。

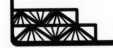

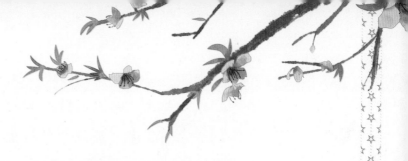

厥阴肝经相表里。互为表里的阴经与阳经之间通过支脉和络脉互相联络，构成脏与腑之间的"属络关系"，即阴经属脏络腑，如手太阴肺经属肺络大肠；阳经属腑络脏，如手阳明大肠经属大肠络肺等。

　　这样在脏腑阴阳经脉之间就形成了 6 组表里属络关系（见下图）。互为表里的经脉在生理上密切相连，在病理上相互影响，在治疗时相互为用。

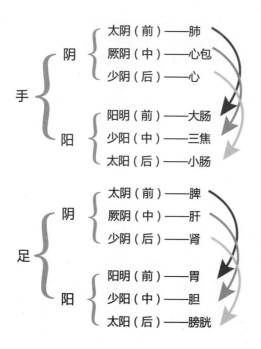

3. 经脉的运行与交接顺序

　　十二经脉之间存在着一定的连接顺序，经脉中的气血也按照同样的顺序在全身运行，其运行顺序见图。

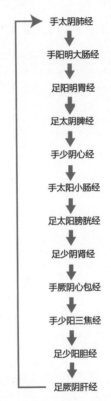

```
手太阴肺经
    ↓
手阳明大肠经
    ↓
足阳明胃经
    ↓
足太阴脾经
    ↓
手少阴心经
    ↓
手太阳小肠经
    ↓
足太阳膀胱经
    ↓
足少阴肾经
    ↓
手厥阴心包经
    ↓
手少阳三焦经
    ↓
足少阳胆经
    ↓
足厥阴肝经
```

　　气血起始于手太阴肺经，接手阳明大肠经，再接足阳明胃经，然后依次是足太阴脾经、手少阴心经、手太阳小肠经、足太阳膀胱经、足少阴肾经、手厥阴心包经、手少阳三焦经、足少阳胆经，最后接到足厥阴肝经，整个十二经脉走完为一个循环。

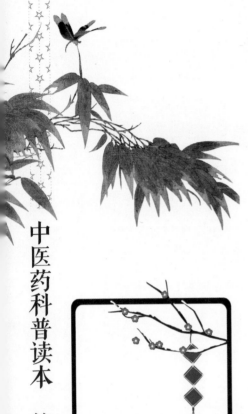

十二经营气流注顺序歌

选自（《类经图翼》）

肺大胃脾心小肠，
膀肾包焦胆肝续，
手阴脏手阳手头，
足阴足腹阳头足。

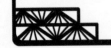

子午流注与十二经脉

　　子午流注是人体中的十二条经脉对应的每日的十二个时辰，因时辰在变化，不同经脉中的气血在不同的时辰也有盛有衰。根据不同的气血流注的时间规律，以对应的脏腑经脉腧穴进行针灸，更有利于身体的健康。根据子午流注，十二时辰与十二经络及脏腑的对应关系如下。

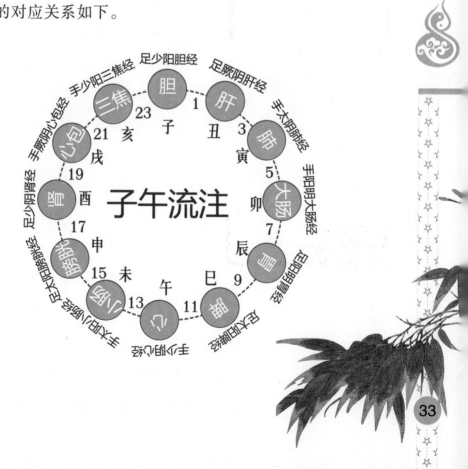

中医药科普读本 第一辑

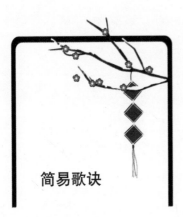

简易歌诀

寅时气血注入肺，
卯时大肠辰时胃，
巳脾午心未小肠，
申属膀胱酉肾位，
戌时心包亥三焦，
子胆丑肝各定位。

1.子时 (23:00 至 1:00)，胆经最旺。在子时入眠，有利于胆汁的新陈代谢，早晨醒后能头脑清新、面色好，有利于骨髓造血。

2.丑时 (1:00 至 3:00)，肝经最旺。此时是补充肝血的最佳时段，此时进入熟睡状态，能让血液大量进入肝脏，充分地休养和补充能量。

3.寅时 (3:00 至 5:00)，肺经最旺。此时，肝脏将新鲜的血液提供给肺，通过肺的血管输送到全身。人体需要大量呼吸氧气，要有较深的睡眠。

4.卯时 (5:00 至 7:00)，大肠经最旺。此时注意起床喝杯温开水，补充水分，促进大便畅通，把积攒一天的废物都排出体外。

5.辰时 (7:00 至 9:00)，胃经最旺。此时要吃足够的早餐，将胃填饱，否则容易得胃病。

6. 巳时 (9:00 至 11:00)，脾经最旺。脾经是消化和吸收的总管，这个时候要多喝水，慢慢喝，让脾脏处于最活跃的状态，让身体进入良性的新陈代谢。

7. 午时 (11:00 至 13:00)，心经最旺。此时是人体精力最充沛的时候。此时要适当休息，午睡，时间不超过 1 小时，对养心大有好处。

8. 未时 (13:00 至 15:00)，小肠经最旺。小肠经能分清别浊，把水归于膀胱，糟粕送到大肠，其中精华就输送进脾。午餐应在 13:00 点前进行，保证人体营养的吸收。

9. 申时 (15:00 至 17:00)，膀胱经最旺。此时膀胱主藏水液和津液，水液排出体外，津液循环在体内。要多喝水，保证小便畅通，不要憋尿。

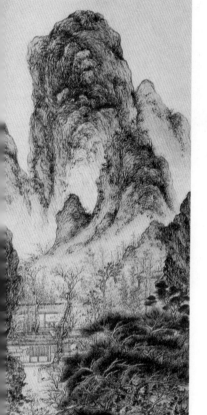

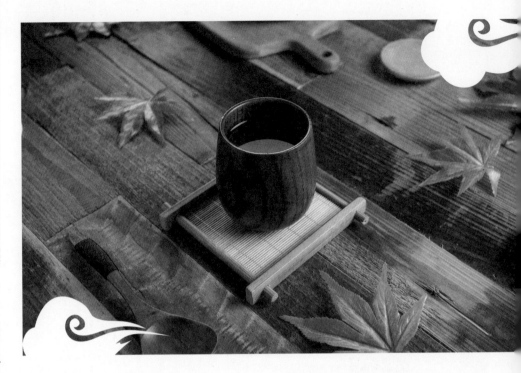

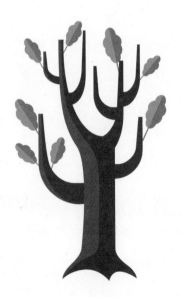

10. 酉时 (17:00 至 19:00)，肾经最旺。肾在酉时开始进入贮藏精华的阶段，注意养肾保健。

11. 戌时 (19:00 至 21:00)，心包经最旺。心包经在戌时最旺，心包经能保护心脏、保存精力。在此时注意养心，保持心情和身体的平静。

12. 亥时 (21:00 至 23:00)，三焦经最旺。亥时三焦经旺盛，能通百脉，在亥时睡眠，人体百脉能得到休养生息，对身体十分有益。

徐氏子午流注逐日按时定穴歌

【出处】

本歌选自明代徐凤著的《针灸大成》。
概述了子午流注逐日按时开穴的规律。

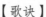

【歌诀】

甲日戌时胆窍阴，丙子时中前谷荥，
戊寅陷谷阳明俞，返本丘墟木在寅，
庚辰经注阳溪穴，壬午膀胱委中寻，
甲申时纳三焦水，荥合天干取液门。
乙日酉时肝大敦，丁亥时荥少府心，
己丑太白、太冲穴，辛卯经渠是肺经，
癸巳肾宫阴合谷，乙未劳宫火穴荥。
丙日申时少泽当，戊戌内庭治胀康，
庚子时在三间俞，本原腕骨可祛黄，
壬寅经火昆仑上，甲辰阳陵泉合长，
丙午时受三焦木，中渚之中仔细详。
丁日未时心少冲，己酉大都脾土逢，
辛亥太渊神门穴，癸丑复溜肾水通，
乙卯肝经曲泉合，丁巳包络大陵中。
戊日午时厉兑先，庚申荥穴二间迁，
壬戌膀胱寻束骨，冲阳土穴必还原，
甲子胆经阳辅是，丙寅小海穴安然，
戊辰气纳三焦脉，经穴支沟刺必痊。
己日巳时隐白始，辛未时中鱼际取，
癸酉太溪太白原，乙亥中封内踝比，

丁丑时合少海心，己卯间使包络止。
庚日辰时商阳居，壬午膀胱通谷之，
甲申临泣为俞木，合谷金原返本归，
丙戌小肠阳谷火，戊子时居三里宜，
庚寅气纳三焦合，天井之中不用疑。
辛日卯时少商本，癸巳然谷何须忖，
乙未太冲原太渊，丁酉心经灵道引，
己亥脾合阴陵泉，辛丑曲泽包络准。
壬日寅时起至阴，甲辰胆脉侠溪荥，
丙午小肠后溪俞，返求京骨本原寻，
三焦寄有阳池穴，返本还原似嫡亲，
戊申时注解溪胃，大肠庚戌曲池真，
壬子气纳三焦寄，井穴关冲一片金，
关冲属金壬属水，子母相生恩义深。
癸日亥时井涌泉，乙丑行间穴必然，
丁卯俞穴神门是，本寻肾水太溪原，
包络大陵原并过，己巳商丘内踝边，
辛未肺经合尺泽，癸酉中冲包络连，
子午截时安定穴，留传后学莫忘言。

经典穴位

手太阴肺经穴位

【主治】

本经腧穴主治喉、胸、肺病，以及经脉循行部位的其他病症。如咽喉肿痛、咳嗽、咯血、气喘、少气、伤风、胸胀满、手臂内侧缘疼痛、肩背部寒冷疼痛等。

【图示】

本经腧穴起于中府，止于少商，每侧各 11 穴（图 1），各个穴位的定位及主治如下：

肺经

选自明代高武撰写的《针灸聚英》的十二经脉歌

手太阴肺中焦生，下络大肠出贲门，上膈属肺从肺系，
系横出腋臑中行。肘臂寸口上鱼际，大指内侧爪甲根，
支络还从腕后出，接次指属阳明经。此经多气而少血，
是动则病喘与咳，肺胀彭彭缺盆痛，两手交瞀为臂厥。
所生病者为气嗽，喘渴烦心胸满结，臑臂之内前廉痛，
小便频数掌中热。气虚肩背痛而寒，气盛亦疼风汗出，
欠伸少气不足息，遗矢无度溺色赤。

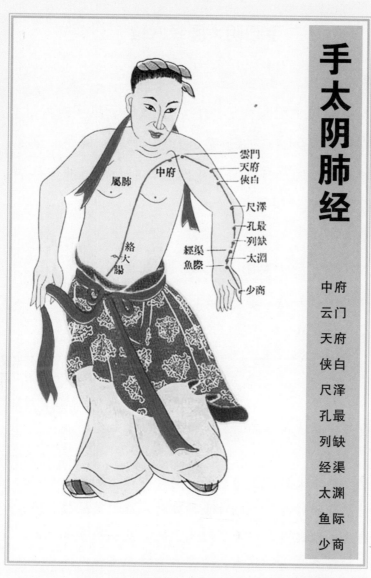

手太阴肺经

中府 云门 天府 侠白 尺泽 孔最 列缺 经渠 太渊 鱼际 少商

中府 云门 天府 侠白 尺泽 孔最 列缺 经渠 太渊 鱼际 少商

图 1 手太阴肺经循行及穴位示意图

手阳明大肠经穴位

【主治】

本经腧穴主治头面、五官、咽喉病、热病及经脉循行部位的其他病症。如肠鸣、腹痛、泄泻、便秘、痢疾、咽喉肿痛、齿痛、鼻流清涕或出血,本经循行部位疼痛、热肿或寒冷等。

【图示】

本经腧穴起于商阳,止于迎香,每侧各 20 穴(图 2),其常用穴有 11 穴。各穴位主及定位如下:各个穴位的定位及主治如下:

大肠经

选自明代高武撰写的《针灸聚英》的十二经脉歌

阳明之脉手大肠, 次指内侧起商阳, 循指上廉出合谷,
两筋歧骨循臂肪。 入肘外廉循臑外, 肩端前廉柱骨旁,
从肩下入缺盆内, 络肺下膈属大肠。 支从缺盆直上颈,
斜贯颊前下齿当, 环出人中交左右, 上夹鼻孔注迎香。
此经气盛血亦盛, 是动颊肿并齿痛, 所生病者为鼽衄,
目黄口干喉痹生。 大指次指难为用, 肩前臑外痛相仍,
气有余兮脉热肿, 虚则寒栗病偏增。

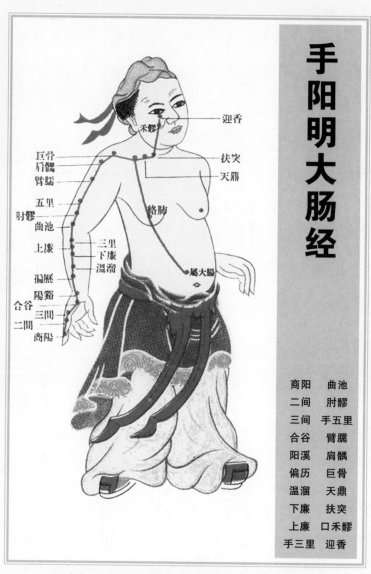

手阳明大肠经

迎香
禾髎
巨骨
肩髃
臂臑
五里
肘髎
曲池
上廉
三里
下廉
温溜
偏历
阳溪
合谷
三间
二间
商阳
扶突
天鼎
络肺
属大肠

商阳	曲池
二间	肘髎
三间	手五里
合谷	臂臑
阳溪	肩髃
偏历	巨骨
温溜	天鼎
下廉	扶突
上廉	口禾髎
手三里	迎香

图 2 手阳明大肠经循行及穴位示意图

足阳明胃经穴位

【主治】

本经腧穴主治胃肠病，头面、目、鼻、口、齿疾患、神志病及经脉循行部位的其他病症。如肠鸣、腹胀、胃痛、水肿、呕吐或消谷善饥、咽喉肿痛、鼻衄、胸部及膝髌等本经循行部位疼痛、热病、发狂等。

【图示】

本经腧穴起于承泣，止于厉兑，每侧各 45 穴（图 3），其常用穴有 28 穴。各穴位主治及定位如下：

胃经

选自明代高武撰写的《针灸聚英》的十二经脉歌

胃足阳明交鼻起，下循鼻外入上齿，还出挟口绕承浆，
颐后大迎颊车里，耳前发际至额颅。支下人迎缺盆底，
下膈入胃络脾宫，直者缺盆下乳内。一支幽门循腹中，
下行直合气冲逢，遂由髀关抵膝膑，胻跗中趾内间同。
一支下膝注三里，前出中趾外间通。一支别走足跗趾，
大趾之端经尽已。此经多气复多血，是动欠伸面颜黑，
悽悽恶寒畏见人，忽闻木音心惊惕，登高而歌弃衣走，
甚则腹胀仍贲响。凡此诸疾皆骭厥，所生病者为狂疟，
温淫汗出鼻流血，口喎唇紧又喉痹，膝膑疼痛腹胀结，
胸膺伏兔胻外廉，足跗中趾俱痛彻，有余消谷溺色黄，
不足身前寒振栗，胃房胀满食不消，气盛身前皆有热。

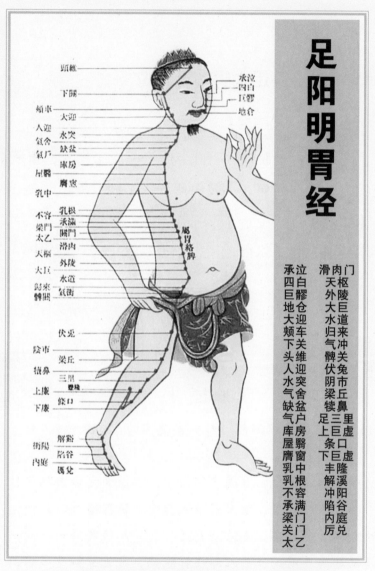

图3 足阳明胃经循行及穴位示意图

足太阴脾经穴位

【主治】

主要病候：胃脘痛，呕吐，嗳气，腹胀便溏，黄疸，身重无力，舌根强痛，下肢内侧肿胀，厥冷等。

【图示】

本经腧穴起于隐白，止于大包，每侧各21穴（图4），各穴位主治及定位如下：

脾经

选自明代高武撰写的《针灸聚英》的十二经脉歌

太阴脾起足大趾，上循内侧白肉际，核骨之后内踝前，
上腨循胻胫膝里，股内前廉入腹中，属脾络胃与膈通，
挟喉连舌散舌下，支络从胃注心宫。此经气盛而血衰，
是动其病气所为，食入即吐胃脘痛，更兼身体重难移，
腹胀善噫舌本强，得后与气快然衰。所生病者舌亦痛，
体重不食亦如之，烦心心下仍急痛，泄水溏瘕寒疟随，
不卧强立股膝肿，疸发身黄大指痿。

中医药科普读本 第一辑

一针见效

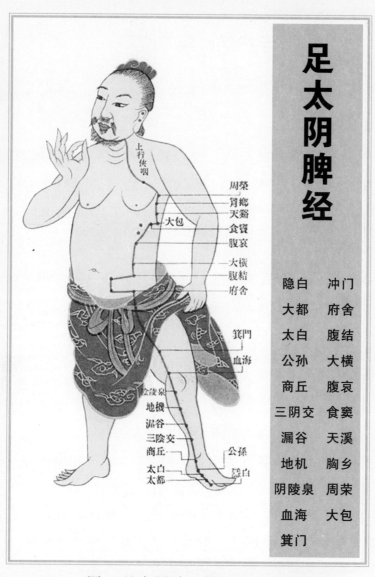

足太阴脾经

隐白	冲门
大都	府舍
太白	腹结
公孙	大横
商丘	腹哀
三阴交	食窦
漏谷	天溪
地机	胸乡
阴陵泉	周荣
血海	大包
箕门	

图 4 足太阴脾经循行及穴位示意图

手少阴心经穴位

【主治】

本经腧穴主治心、胸、神志病以及经脉循行部位的其他病症。如心痛、咽干、口渴、目黄、胁痛、上臂内侧痛、手心发热等。

【图示】

本经腧穴起于极泉，止于少冲，每侧各9穴（图5），其常用穴有6穴。各穴位主治及定位如下：

心经

选自明代高武撰写的《针灸聚英》的十二经脉歌

手少阴脉起心中，下膈直与小肠通，支者还从心系走，
直上喉咙系目瞳。直者上肺出腋下，臑后肘内少海从，
臂内后廉抵掌中，锐骨之端注少冲。多气少血属此经，
是动心脾痛难任，渴欲饮水咽干燥，所生胁痛目如金，
臑臂之内后廉痛，掌中有热向经寻。

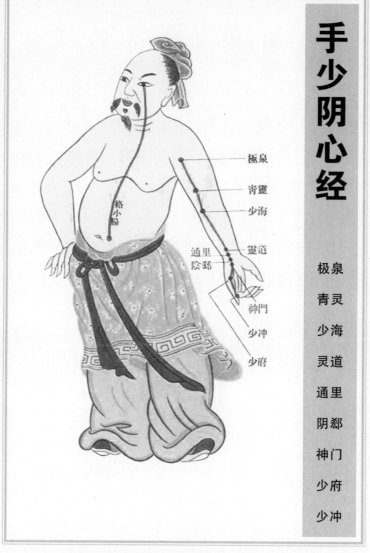

手少阴心经

极泉 灵
青 少海
少 灵道
灵 通里
通 阴郄
阴 神门
神 少府
少 少冲
少

图 5 手少阴心经循行及穴位示意图

手太阳小肠经穴位

【主治】

本经腧穴主治中风昏迷、产后无乳、黄疸、头痛、肩臂酸痛无力等。

【图示】

本经腧穴起于少泽，止于听宫，每侧各 19 穴（图 6），其常用穴有 10 穴。各个穴位定位与主治如下：

小肠经

选自明代高武撰写的《针灸聚英》的十二经脉歌

手太阳经小肠脉，小指之端起少泽，循手外廉出髁中，
循臂骨出肘内侧。上循臑外出后廉，直过肩解绕肩胛，
交肩下入缺盆内，向腋络心循咽嗌。下膈抵胃属小肠，
一支缺盆贯颈颊，至目锐眦却入耳，一支别颊上至颅。
抵鼻升至目内眦，斜络于颧别络接。此经少气还多血，
是动则病痛咽嗌，颔下肿兮不可顾，肩如拔兮臑似折。
所生病主肩臑痛，耳聋目黄肿腮颊，肘臂之外后廉痛，
部分犹当细分别。

中医药科普读本 第一辑

一针见效

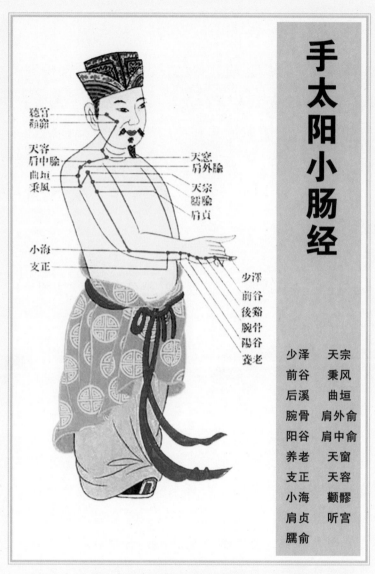

手太阳小肠经

穴位名	
少泽	天宗
前谷	秉风
后溪	曲垣
腕骨	肩外俞
阳谷	肩中俞
养老	天窗
支正	天容
小海	颧髎
肩贞	听宫
臑俞	

图 6 手太阳小肠经循行及穴位示意图

足太阳膀胱经穴位

【主治】

本经腧穴主治头、项、目、背、腰、下肢部病证及神志病。背部第一侧线的背俞穴及第二侧线相平的腧穴,主治与其相关的脏腑病症和有关的组织器官病症。如小便不通,遗尿,癫狂,疟疾,目痛,迎风流泪,鼻塞多涕,鼻衄,头、项、背、腰、臀以及下肢后侧本经循行部位疼痛等。

【图示】

本经腧穴起于睛明,止于至阴,每侧各67穴(图7),其常用穴有34穴。各个穴位定位及主治如下:

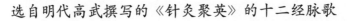

膀胱经

选自明代高武撰写的《针灸聚英》的十二经脉歌

足太阳经膀胱脉,目内眦上起额尖,支者巅上至耳角,
直者从巅脑后悬。络脑还出别下项,仍循肩膊夹脊边,
抵腰脊肾膀胱内,一支下与后阴连。贯臀斜入委中穴,
一支膊内左右别,贯胛夹脊过髀枢,髀外后廉腘中合,
下贯腨内外踝后,京骨之下趾外侧。此经血多气犹少,
是动头痛不可当,项如拔兮腰似折,髀枢痛彻脊中央,
腘如结兮腨如裂,是为踝厥筋乃伤。所生疟痔小指废,
头囟顶痛目色黄,腰尻腘脚疼连背,泪流鼻衄交癫狂。

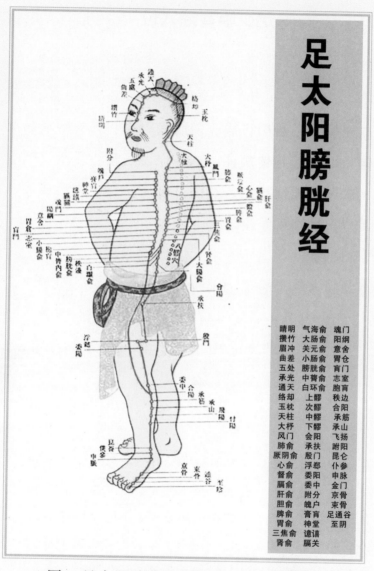

足太阳膀胱经

睛明 气海俞 魂门
攒竹 大肠俞 阳纲
眉冲 关元俞 意舍
曲差 小肠俞 胃仓
五处 膀胱俞 肓门
承光 中膂俞 志室
通天 白环俞 胞肓
络却 上髎 秩边
玉枕 次髎 合阳
天柱 中髎 承筋
大杼 下髎 承山
风门 会阳 飞扬
肺俞 承扶 跗阳
厥阴俞 殷门 昆仑
心俞 浮郄 仆参
督俞 委阳 申脉
膈俞 委中 金门
肝俞 附分 京骨
胆俞 魄户 束骨
脾俞 膏肓 足通谷
胃俞 神堂 至阴
三焦俞 譩譆
肾俞 膈关

图 7 足太阳膀胱经循行及穴位示意图

51

足少阴肾经穴位

【主治】

本经腧穴主治妇科病、前阴病、肾、肺、咽喉病及经脉循行部位的其他病证。如咯血、气喘、舌干、咽喉肿痛、水肿、大便秘结、泄泻、腰痛、脊股内后侧痛、痿弱无力、足心热等。

【图示】

本经腧穴起于涌泉，止于俞府，每侧各 27 穴（图 8），其常用穴有 10 穴。各个穴位定位及主治如下：

肾经

选自明代高武撰写的《针灸聚英》的十二经脉歌

足经肾脉属少阴，小趾斜趋涌泉心，然谷之下下踝后，别入跟中腨内侵。出腘内廉上股内，贯脊属肾膀胱临。直者从肾贯肝膈，入肺循喉舌本寻，支者从肺络心内，仍至胸中部分深。此经多气而少血，是动病饥不欲食，喘嗽唾血喉中鸣，坐而欲起面如漆，目视䀮䀮气不足，心悬如饥常惕惕。所生病者为舌干，口热咽肿气贲逼，股内后廉并脊痛，烦心心痛疸而澼，痿厥嗜卧体怠惰，足下热痛皆肾厥。

中医药科普读本 第一辑

一针见效

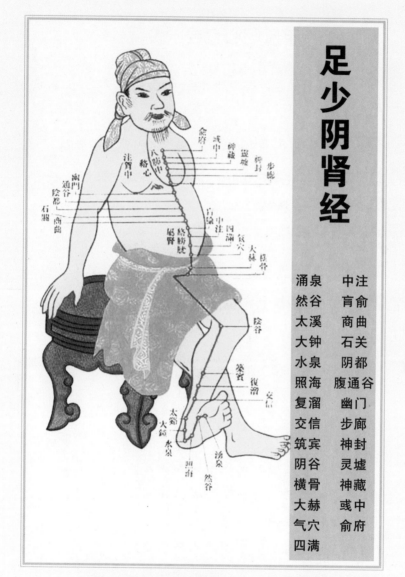

足少阴肾经

涌泉	中注
然谷	肓俞
太溪	商曲
大钟	石关
水泉	阴都
照海	腹通谷
复溜	幽门
交信	步廊
筑宾	神封
阴谷	灵墟
横骨	神藏
大赫	彧中
气穴	俞府
四满	

图 8 足少阴肾经循行及穴位示意图

手厥阴心包经穴位

【主治】

本经腧穴主治心、胸、胃、神志病以及经脉循行部位的其他病症。如心痛、胸闷、心悸、心烦、癫狂、腋肿、肘臂挛急、掌心发热等。

【图示】

本经腧穴起于天池，止于中冲，每侧各 9 穴（图 9），其常用穴有 7 穴。各个穴位定位及主治如下：

心包经

选自明代高武撰写的《针灸聚英》的十二经脉歌

手厥阴心主起胸，属包下膈三焦宫，
支者循胸出胁下，胁下连腋三寸同。
仍上抵腋循臑内，太阴少阴两经中，
指透中冲支者别，小指次指络相通。
此经少气原多血，是动则病手心热，
肘臂挛急腋下肿，甚则胸胁支满结。
心中澹澹或大动，善笑目黄面赤色，
所生病者为烦心，心痛掌热病之则。

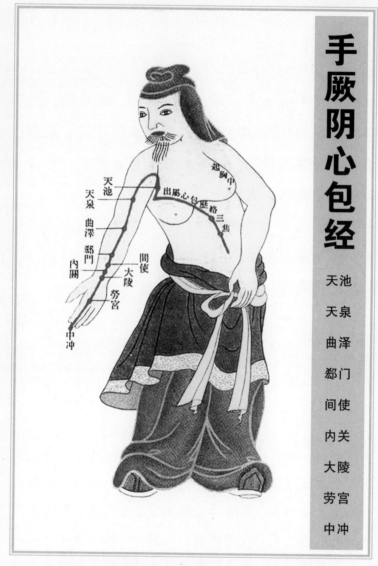

手厥阴心包经

天池
天泉
曲泽
郄门
间使
内关
大陵
劳宫
中冲

图 9 手厥阴心包经循行及穴位示意图

手少阳三焦经穴位

【主治】

本经腧穴主治侧头、耳、目、胸胁、咽喉病，热病以及经脉循行部位的其他病症。如腹胀、水肿、遗尿、小便不利、耳聋、耳鸣、咽喉肿痛、目赤肿痛、颊肿、耳后和肩臂外侧疼痛等。

【图示】

本经腧穴起于关冲，止于丝竹空，每侧各 23 穴（图 10），其常用穴有 13 穴。各个穴位定位及主治如下：

三焦经

选自明代高武撰写的《针灸聚英》的十二经脉歌

手经少阳三焦脉，起自小指次指端，两指歧骨手腕表，
上出臂外两骨间。肘后臑外循肩上，少阳之后交别传，
下入缺盆膻中布，散络心包膈里穿。支者膻中缺盆上，
上项耳后耳角旋，屈下至颊仍注腨，一支入耳出耳前，
却从上关交曲颊，至目锐眦乃尽焉。此经少血还多气，
是动耳鸣喉肿痹，所生病者汗自出，耳后痛兼目锐眦，
肩臑肘臂外皆疼，小指次指亦如废。

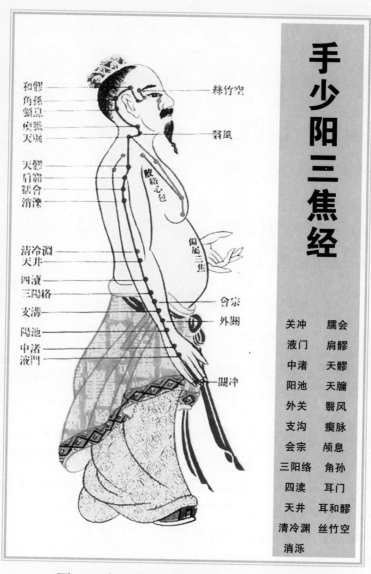

手少阳三焦经

和髎
角孙
颅息
瘈脉
天牖

天髎
肩髎
臑会
消泺

清冷渊
天井

四渎
三阳络

支沟

阳池
中渚
液门

丝竹空

翳风

散络心包

偏属三焦

含宗

外关

关冲

关冲	臑会
液门	肩髎
中渚	天髎
阳池	天牖
外关	翳风
支沟	瘈脉
会宗	颅息
三阳络	角孙
四渎	耳门
天井	耳和髎
清冷渊	丝竹空
消泺	

图 10 手少阳三焦经循行及穴位示意图

足少阳胆经穴位

【主治】

本经腧穴主治侧头、目、耳、咽喉病，神志病，热病以及经脉循行部位的其他病症。口苦，目眩，疟疾，头痛，颔肿，目外眦痛，缺盆部肿痛，腋下痛，胸、胁、股及下肢外侧痛，足外侧痛，足外侧发热等。

【图示】

本经腧穴起于瞳子髎，止于足窍阴，每侧各 44 个穴（图 11），其常用穴有 21 穴。各个穴位定位及主治如下：

胆经

选自明代高武撰写的《针灸聚英》的十二经脉歌

足脉少阳胆之经，　始从两目锐眦生，　抵头循角下耳后，
脑空风池次第行。　手少阳前至肩上，　又交少阳入缺盆。
支者耳后贯耳内，　出走耳前锐眦循。　一支锐眦大迎下，
合手少阳抵䏚根，　下加颊车缺盆合，　入胸贯膈络肝经。
属胆仍从胁里过，　下入气冲毛际萦，　横入髀厌环跳内。
直者缺盆下腋膺。　过季胁下髀厌内，　出膝外廉是阳陵，
外辅绝骨踝前过，　足跗小趾次趾分。　一支别从大趾去，
三毛之际接肝经。　此经多气而少血，　是动口苦善太息，
心胁疼痛难转移，　面尘足热体无泽。　所生头痛连锐眦，
缺盆肿痛并两腋，　马刀挟瘿生两旁，　汗出振寒痎疟疾，
胸胁髀膝至胫骨，　绝骨踝痛及诸节。

中医药科普读本　第一辑

一针见效

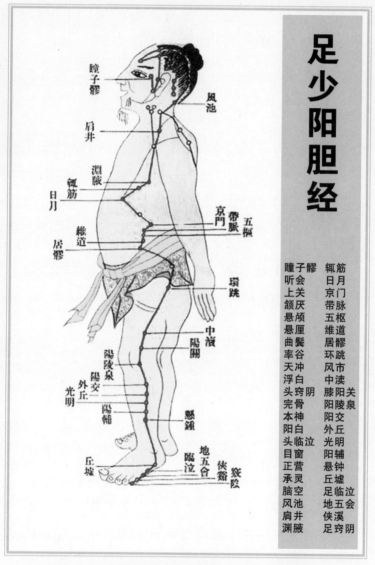

足少阳胆经

瞳子髎
风池
肩井
渊腋
辄筋
日月
维道
居髎
带脉
京门
五枢
环跳
中渎
阳关
阳陵泉
阳交
外丘
光明
阳辅
悬钟
丘墟
足临泣
地五会
侠溪
足窍阴

瞳子髎　辄筋　筋　关
听会　日　月门　泉
上关　京　带脉　阳陵泉
颔厌　带　五枢　阳交
悬颅　五　居髎　外丘
悬厘　维　环跳　光明
曲鬓　居　风市　阳辅
率谷　环　中渎　悬钟
天冲　风　膝阳关　丘墟
浮白　中　阳陵泉　足临泣
头窍阴　阳　阳交　地五会
完骨　阳　外丘　侠溪
本神　外　光明　足窍阴
阳白　阳　阳辅　关
头临泣　悬　悬钟　泣
目窗　丘　丘墟　会
正营　足　足临泣
承灵　临　地五会
脑空　泣　侠溪
风池　窍　足窍阴
肩井　阴
渊腋

图 11　足少阳胆经循行及穴位示意图

足厥阴肝经穴位

【主治】

本经腧穴主治肝病、妇科病、前阴病以及经脉循行部位的其他病症。如腰痛、胸满、呃逆、遗尿、小便不利、疝气、少腹肿等。

【图示】

本经腧穴起于瞳子髎，止于足窍阴，每侧各 44 个穴（图 12），其常用穴有 21 穴。

肝经

选自明代高武撰写的《针灸聚英》的十二经脉歌

厥阴足脉肝所终，大趾之端毛际丛，足跗上廉太冲分，踝前一寸入中封。上踝交出太阴后，循腘内廉阴股冲，环绕阴器抵小腹，夹胃属肝络胆逢。上贯膈里布胁肋，夹喉颃颡目系同，脉上巅会督脉出，支者还生目系中，下络颊里环唇内，支者便从膈肺通。此经血多气少焉，是动腰痛俯仰难，男疝女人小腹肿，面尘脱色及咽干。所生病者为胸满，呕吐洞泄小便难，或时遗溺并狐疝，临症还须仔细看。

中医药科普读本 第一辑

一针见效

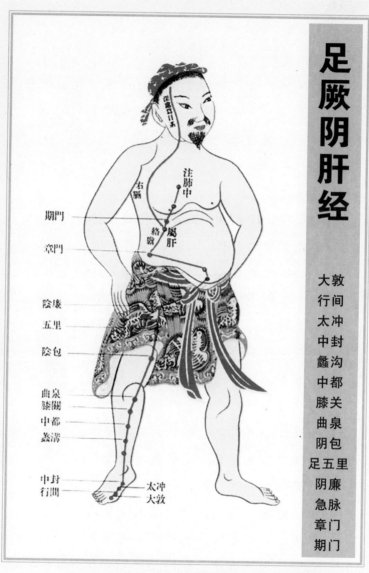

足厥阴肝经

期門
章門

陰廉
五里
陰包

曲泉
膝關
中都
蠡溝

中封
行間

太冲
大敦

右翼
注肺中
絡膜 屬肝

敦
间
冲
封
沟
都
关
泉
包
足五里
阴廉
急脉
章门
期门

大敦
行间
太冲
中封
蠡沟
中都
膝关
曲泉
阴包

图 12 足厥阴肝经循行及穴位示意图

长桑君天星秘诀歌

【出处】

本歌诀出自《乾坤生意》（成书于明洪武二十四年），根据病症的情况确定取穴的主次先后，具有很高的应用价值。

【歌诀】

天星秘诀少人知，此法专分前后施。

若是胃中停宿食，后寻三里起璇玑。

脾病血气先合谷，后刺三阴交莫迟。

如中鬼邪先间使，手臂挛痹取肩髃。

脚若转筋并眼花，先针承山次内踝。

脚气酸疼肩井先，次寻三里阳陵泉。

如是小肠连脐痛，先刺阴陵后涌泉。

耳鸣腰痛先五会，次针耳门三里内。

小肠气痛先长强，后刺大敦不要忙。

足缓难行先绝骨，次寻条口及冲阳。

牙疼头痛兼喉痹，先刺二间后三里。

胸膈痞满先阴交，针到承山饮食喜。

肚腹浮肿胀膨膨，先针水分泻建里。

伤寒过经不出汗，期门三里先后看。

寒疟面肿及肠鸣，先取合谷后内庭。

冷风湿痹针何处？先取环跳次阳陵。

指痛挛急少商好，依法施之无不灵。

此是桑君真口诀，时常莫作等闲轻。

针灸治病

ZHENJIU
ZHIBING

文中所涉方法请在医生指导下进行，请勿自行尝试。

【病症】

近视是指有看近物较为清楚，看远处模糊不清的症状，是眼部屈光不正引起的一种疾病。形成的原因有家族史、不正当的姿势看物时间过长、光线过暗等。

【疗法】

选自：黑龙江中医药，（2）：35，1982。

1. 取穴

承泣。

2. 操作

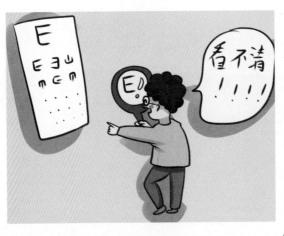

用 1.5 寸 30 号毫针从承泣穴进针，以 30°角向睛明方向斜刺，约刺入 1 寸，待眼区周围有酸胀感或流泪时，留针 5 分钟。针刺手法不宜大幅度捻转提插，出针后用棉球压迫局部 1 ~ 2 分钟，以免出血。每日 1 次，10 次为 1 个疗程。

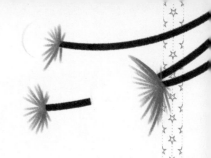

【针灸故事】

参照:《续名医类案·目门》。

赵仲温被砸巧治眼疾

从前,有一名读书人叫赵仲温,在准备赶考的时候突发暴病,两眼红肿,看不清路,疼痛不已,这样让他非常痛苦,甚至想去寻死。

一天,好友约他去喝茶解闷,他坐在窗边,突然窗上的挂钩脱落,窗子正好砸在赵仲温的额部。

赵仲温伸手,抚摸额旁痛处,只觉手上热乎乎、黏糊糊的。手刚一离开痛处,血就一下子流了出来。身旁的好友看到他的发鬓处有一个长约三四寸的伤口,冒出的紫血有好几杯。有人找出一块干净的汗巾,给赵仲温压住伤口,赵仲温的头上是流出来不少血,但是待他坐定后,他觉得眼睛不那么疼了。赵仲温试着慢慢地睁开眼睛,眼睛确实轻松了许多。他看到了桌子上的茶杯,看到了好友的样子,虽说这一切还不是太清晰,可这是暴病以来,眼睛最舒服的时候了。

朋友扶着他走到茶店的门口,要送他回家,这时的他已经能够辨清路了。他执意要自己回家,就这样,他一个人独自走回了家,没过几天他的眼睛就痊愈了。

传说由此产生了铍针放血疗法。

急性结膜炎的针灸疗法

【病症】

急性结膜炎俗称"红眼病"，是由于感染病毒、细菌等引起的急性眼病，中医称之为"暴发火眼""天行赤眼"等。发病急，易于传染。主要表现为眼睛红肿、畏光、刺痛、灼热、眼部分泌物多等。

【疗法】

选自：中国针灸，（4）：32，1987。

1.取穴

耳尖，将耳轮向耳屏对折时，耳轮上面的尖端处。

2.操作

用酒精局部消毒，用三棱针迅速向耳尖穴刺进1分深，挤出3～5滴血即可。

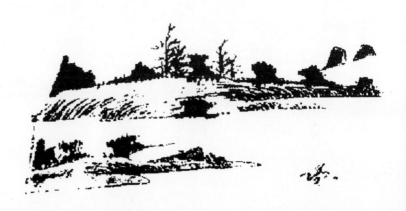

【针灸故事】

参照：《金史·列传第六十九张从正传》《儒门事亲》。

张子和向姜仲云拜师

张子和，金代睢州考城（今河南省兰考县）人，自幼喜欢读书，精通医学，与刘完素、李东垣、朱丹溪并称金元四大家。这样一位医家曾经被眼病困扰过一百多天，当时，他碍于面子不好意思请别人来看病，两眼肿胀，而且间歇性地发作，一旦发作剧烈，两眼就怕光，疼痛难忍，甚至连眼前的东西也看不清。

有一天，他的眼痛病又发作了，恰逢遇到擅长治疗眼病的姜仲云来了。姜仲云诊察后说，应该在头顶、眼眶、鼻孔等多处放血，血放出来以后眼睛就会轻松。只见他从随身携带的药箱里拿出针具，在张子和的头上，从上星至百会之间密密地刺了四五十针，并使之出血，又在攒竹、丝竹空，以及眉际扎下十余针使之出血。最后，他从包里取出一根草茎，在草茎的下端用剪刀斜剪了一刀，显露出一个尖峰，他用这草茎伸进张子和的鼻孔，在内壁反复弹刺至出血，到第三处也刺出血时，鼻孔里的血像开闸的流水一样，如泉喷涌。张子和被吓坏了。

姜仲云笑着向张子和解释：要排除恶血，病才能好。又解释了用针的方式，解除了张子和的忧虑。

经过治疗，张子和的病逐渐好转，第三天便痊愈了。

后来张子和拜姜仲云为师，学习针灸刺血的技能。

针眼的针灸疗法

【病症】

针眼，也称睑腺炎或麦粒肿，是一种眼睑腺体的炎性病变，患者通常表现为眼睑的发红、充血、肿胀，局部红肿，形若麦粒，易成脓破溃。中医认为形成的原因是由蕴积热毒或风热相搏，上攻于目所致。

【疗法】

选自：四川中医，（4）：54，1986。

1. 取穴

曲池。

2. 操作

常规消毒，用三棱针点刺患眼对侧曲池，然后用手轻轻挤压，使其流出小滴血液，每日1次，一般治疗1~3次。

一针见效

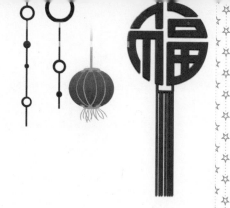

【针灸故事】

参照：《儒门事亲》。

张子和铍针去遮目瘤

一天，张子和与好友到一个饭馆就餐，见到一个人的一只眼睛被上眼皮上的一个瘤子挡住了，看不见前面的东西。可能是出于对自己相貌的自卑，他只在饭馆的一角，面对着墙壁而坐，可以想象到，他的内心是多么痛苦。

见状，张子和想了想，对好友说："你看着，不要一顿饭的工夫，我就能把那人的瘤子给取下来。"友人有些质疑不太相信张子和所说的话，同时也担心对方不会让张子和治疗。

于是，张子和走到那人身旁，耐心地对他说"请你不要介意，我是医生，看到你的状况，心中感到非常不安，我来为你解除痛苦。"

虽然那人最初转过脸去，但听了张子和的话，又满怀期望地问道："怎么取瘤？"张子和让他不要紧张，便将病人带到一张床上，准备治疗。他让病人躺在床上，用绳子缚住了病人的双腿。张子和拿出针刀刺向病人的乳头中央，血像喷泉一样涌出来，同时，他让病人抬手揉眼睛，等到乳头血不流时，便让病人停下手，随后用针刺破瘤子，将瘤内的东西挤出来，稍做揉按，瘤子就下去了。

很快，张子和带病人出来了，好友非常惊讶他的治疗速度。

69

耳鸣、耳聋的针灸疗法

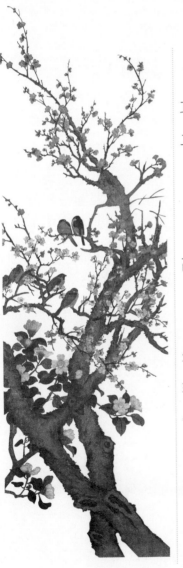

【病症】

耳鸣以自觉耳内鸣响，如蜂鸣等；耳聋以听力减退或听觉丧失为主症。二者都是听觉异常的症状。

【疗法】

1. 取穴

下都。于手环指、小指掌骨小头高点之间取穴。

2. 操作

用毫针刺下都穴治疗耳鸣。针顺掌骨间隙刺入穴位 0.5 ~ 1 寸，左右捻转 10 余次。一般先刺患侧即效，10 分钟后若无效加刺对侧。留针 30 ~ 60 分钟，中间每 10 分钟运针 1 次，出针后压迫针孔。

【针灸故事】

喻嘉言一针救二命

清代高士奇《牧斋遗事》记载：清初名医喻嘉言一针救二命的故事。一天，喻嘉言路过城北居民临时停放棺材的地方。他突然看到一口好像是新停放的棺材底缝流出了鲜血。他吃惊地问邻居，邻人说："刚才有一家人的妻子死了，才把棺材放到这里。"

喻嘉言便急忙找到死者的丈夫，告诉他说："你的妻子没有死。凡是人死了血色是黑暗的，活人的血色是鲜红的。我看见你妻子的棺材底流出的血是鲜红色的，快快开棺救治吧！"原来这位妇人因难产失血过多，昏迷了一天一夜，她的丈夫认为妻子已经死了，就把他成殓起来，准备择期埋葬。听到喻嘉言这么一说，丈夫立即打开棺材。喻嘉言急诊妇人之脉，果然脉息未绝，于是就在她的心胸之间扎了一针，针还未拔出来，就听到呱呱的哭声。妇人分娩了，婴儿也得救了。她的丈夫背着大难不死的妻子，怀中抱着新生的婴儿，喜气洋洋地回家去了。

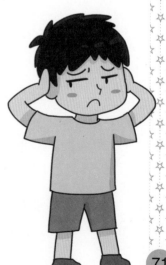

急性中耳炎的针灸疗法

【病症】

由于儿童咽鼓管比较短而粗，急性中耳炎在儿童时期更容易引发。本病多因鼻腔和咽部的炎症经过咽鼓管传入中耳所致，主要以耳鸣、听力减退、耳痛、流黏液分泌物等为主要表现。

【疗法】

江苏中医，（12）：30，1990。

1. 选穴

聤耳。

2. 操作

用"半刺法"治疗。先局部常规消毒，取30号5分毫针，刺入患侧穴位，深度为1分，浅刺而疾出针，出针后不针孔。每日1次，3次为1个疗程。

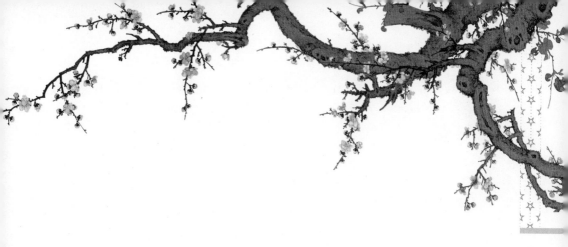

【针灸故事】

参照：《史记·仓公列传》。

淳于意擅记医案

淳于意，临淄人，曾做过齐国都城管理粮仓的太仓长。他年轻时非常喜欢医药方术，勤于拜师学习，学成后医术精湛。

淳于意每次外出诊病，常常记下容易忘记的内容，如患者的姓名、年龄、性别、职业、住处及简要的病情，回到家时再把它整理完整。他是有史以来已知记录病案的第一人。

一天，淄川王头痛发病，召淳于意诊病。淄川王的症状是：头痛，

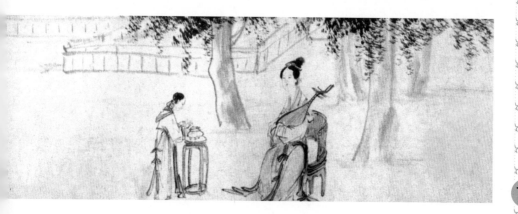

伴着身热、烦。淳于意诊后说："这是热邪逆侵上部、症状严重的厥病，造成头疼身热使人烦闷。"接着，他又询问临淄川王最近的生活起居事项，寻找病因。

原来淄川王发病前一天，洗完头后，没等头干，就睡觉了。

于是淳于意告诉淄川王的病因为：湿邪内侵，郁而化热、热阻气机，以至于气逆于上。

他在针刺之前，让人准备些冷水，用冷水敷头，先临时降降温，敷毕，淳于意为他针刺足阳明，在左右足阳明经脉上，每侧选取了三个穴位，共六处，刺后不久，热就退了。

淄川王吩咐仆人倒茶，淳于意没有急于喝水，而是向淄川王要来一张帛片，将诊病的过程记录在一张帛片上。

这就是他对多年之前看过的病人还能记忆犹新的原因。

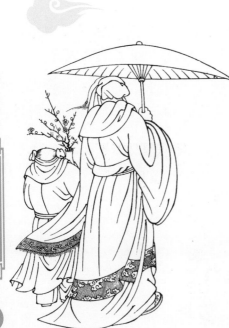

中医药科普读本 第一辑

一针见效

74

慢性鼻炎的针灸疗法

【病症】

慢性鼻炎是指鼻腔黏膜和黏膜下组织的慢性炎症。症状表现为鼻塞、流脓涕、鼻黏膜呈慢性充血、肿胀等不适等症状。

【疗法】

选自：中国针灸，（2）：21，1995。

1. 取穴

下关。

2. 操作

令患者闭口后，取下关穴，持28号3寸毫针直刺穴位，快速进入皮肤，应缓慢插入，深度因人而异，在1.5～2寸左右。达到一定深度后，不进行大幅度提插，可通过捻转来加速得气。得气后，术者感到针下沉紧，患者觉得局部酸胀，且传至耳根部。然后用0.5厘米长的艾条套在针柄上施灸，每次2壮。每次取一侧穴位，两侧穴位交替，每日治疗1次。

参照：《备急千金要方》。

"阿是穴"的由来

孙思邈，唐代著名医药学家，他的医学巨作《千金要方》，是中国历史上第一部临床医学百科全书。

相传，孙思邈70岁那年，一天，他正在专心致志地编写《千金要方》一书，突然有个邻居闯进来说，有一个危急病人已昏迷不醒，急需他前往诊治。孙思邈，立即赶赴十几里外的山村为病人治疗。

经过他的抢救，病人总算清醒过来。但是，腿部的剧痛仍然没有止住。孙思邈眼见病人痛苦的样子，又按古医书所载的止痛穴位，一个个地试扎针，结果还是丝毫不见效。无奈之中，他又耐心地接连在病人腿上按了多处。当他按到膝关节右上方的一个部位时，病人竟突然叫道"啊（阿），是，是这儿"。于是孙思邈便拿起银针，一下子扎了进去。说也怪，下针捻了几下，病人的疼痛竟然止住了。病人好奇地问："这叫什么穴位？以前从来没有在这儿扎过针呀！"孙思邈轻松而诙谐地笑着说："你刚才不是说'阿是'吗？这个穴位就叫'阿是穴'吧！"

从此，阿是穴止痛的消息便不胫而走，传播开来。后来孙思邈将阿是穴记载入他的《千金要方》。阿是穴，又名不定穴、天应穴、压痛点。这类穴位一般都随病而定，多位于病变的附近，也可在与其距离较远的部位，没有固定的位置和名称。阿是穴就这样流传于世。

鼻出血的针灸疗法

【病症】

鼻子流血，多由外伤、鼻腔疾患等引起。中医称为"鼻衄""脑衄"。可能是单纯的鼻部病变引起，也可能是全身性疾病在鼻部的表现。

【疗法】

选自：河南中医，（6）：23，1983。

1.取穴

大椎。

2.操作

用1.5寸针直刺大椎穴5分时，将针尖斜向前方进针1寸,得气后捻转泻法,使针感传至前头项部,留针15分钟。

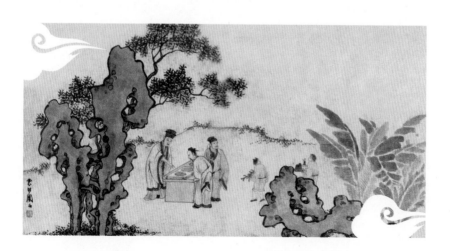

参照:《新唐书·列传第一高宗则天皇后武氏传》。

秦鸣鹤治唐高中头晕

弘道元年（公元683年），唐高宗李治得了头痛病，坐立不安，用拳头不停地捶打自己的头。大家都惶恐不安。有一次，李治竟然感到天旋地转，连眼睛也看不到东西，于是他急忙命人召御医进宫。

御医张文仲擅长治疗"风疾"，平时他的风药治疗，能起到一定作用，但这次病情严重，恐怕一时用药不能解决问题，张文仲内心紧张；恰好同行的秦鸣鹤擅长针术，可应急。

秦鸣鹤赶紧来到皇上跟前问病后说："陛下的病是风热之毒侵袭头部和眼部造成的，只要在陛下头上施针放血，就能治好。"

垂帘后面的皇后武则天，不想让皇上的病转愈，当即大发雷霆，怒道："真是该杀！你竟敢要把皇上的头刺出血！"

秦鸣鹤一想，这个病没法儿看了，立时跪倒叩头请罪。高宗相信秦鸣鹤的话，恨不能马上止住痛，肯定地说："就照你说的办，未必不好。"于是，秦鸣鹤站起来，取出针，先在头顶的百会穴刺了一下，放出了点血，然后，转到高宗的身后，在他的项上枕后的脑户穴放出了些血。血放出后，高宗头不晕了，眼睛也比以前看得更清楚了。

慢性鼻窦炎的针灸疗法

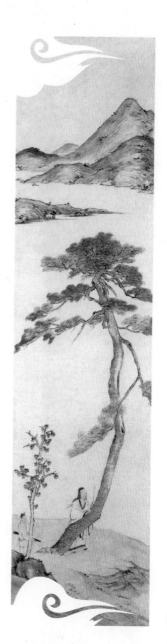

【病症】

鼻窦是头颅内部鼻腔周围的空腔，一个或多个鼻窦发生炎症称为鼻窦炎。慢性鼻窦炎有鼻塞不闻香臭，时流黄腥脓涕，伴有咳嗽，前额隐痛等症状，小儿较成人多见，属于中医的"鼻渊"范畴。

【疗法】

选自：中国针灸，（5）：16，1984。

1. 取穴

迎香。

2. 操作

用28号3寸毫针，刺入1～1.5寸。先从迎香穴进针，进针约抵0.2～0.5寸深时，再以35°～40°角斜刺到下鼻甲前上端。每日针刺1次，每次留针40分钟，不需用补泻手法。3～5次为1个疗程，疗程间隔1周。

参照：《史记·列传第四十五扁鹊传》。

秦越人治虢太子晕厥

两千三百年前，秦越人与徒弟周游列国，一天，遇上人们为虢国太子举行祭祀仪式，问过相关人员得知太子过世不到半天，之前表现为血气运行没有规律，阴阳交错而不能疏泄，猛烈地爆发在体表，造成内脏受伤害。身体的正气不能制止邪气，邪气蓄积而不能疏泄因此阳脉弛缓阴脉急迫，所以突然昏倒，不省人事。

了解之后，秦越人自荐医治太子，承诺让其活过来，国君听闻非常激动。

秦越人说："太子的病，名为尸厥，是一种假死的病症。太子实际上还没有死，他的那种表象是因为阳气陷入阴脉而阻绝脏气的缘故。阳气袭入阴脉而阻绝脏气的能治愈，如果是阴气袭人阳脉而阻绝脏气的话，就难以保命了。像太子这种情况，多会在五脏厥逆时突然发作。"

随后让徒弟针刺太子的"三阳五会穴"，没多久，太子醒来，秦越人又让徒弟给太子温熨两肋，随着温热的药气深入体内五分，不一会儿，太子坐了起来。后来，秦越人又为太子调理阴阳，太子服药二十多天，病就好了。

秦越人医术精湛，被人们称为神医扁鹊。

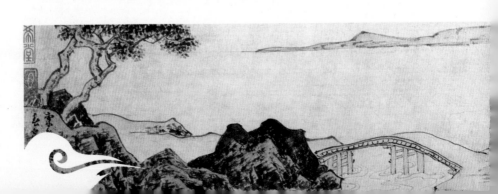

急性扁桃体炎的针灸疗法

【病症】

急性扁桃体炎是腭扁桃体的一种急性炎症，常伴有一定程度的咽黏膜及其他咽淋巴组织的急性炎症。主要表现为畏寒、高热、咽部疼痛、扁桃体红肿等。中医称为"喉蛾风""乳蛾"或"烂乳蛾"。

【疗法】

参照：中级医学刊，（12）：34，1998。

1. 取穴

角孙。

2. 操作

患者端坐，术者将大拇指伏着于患者一侧或两侧角孙穴上（一侧扁桃体炎，按摩患侧即可），施行旋转按摩手法，先轻后重，然后行前后弹拨法，最后施自上而下的顺筋手法，按摩时边旋转按摩,边让病人做吞咽动作。当咽痛消失或明显减轻时，再施弹拨和顺筋手法，每日按摩 1 次。

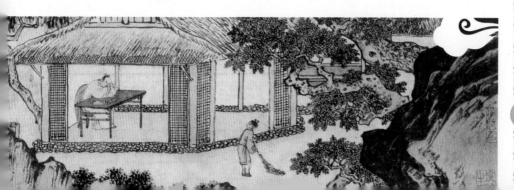

参照:《夷坚三志·任卷》。

刘经略火针治肺痈

宋乾道元年(公元 1165 年),禁军卫士盛臬突然怪病发作,胸膈噎塞,饮食困难,整天像针扎的一样疼痛,被折磨得日渐消瘦,请医生来治疗,多数都不能确诊。

家人四处求医,终于找到医术精湛的刘经略,请他为盛臬诊治。

刘经略一见就说:"这种病不同寻常,一般人不能识别,他的病已经根深蒂固,是肺痈,紧靠艾炷汤剂是没有效果的,必须用火针攻克。"说完从包中取出两枚针来,放在火上烧红消毒。

盛臬的妻子怕出意外,非常惊恐,不让其用针。躺在床上的盛臬说:"我度日如年,受尽痛苦,这样活着又有何用?宁愿挨此一针,就算死了也无遗憾!"刘经略说:"不用怕,我会负全责的!"然后用毛笔在盛臬的双臂上点出两个穴位隔三枚大铜钱,先用针刺左臂,

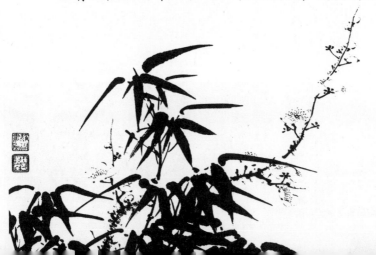

针入肉内数寸。旁观者个个缩颈不忍视，盛臬却没有感觉，再用针刺右臂。

针刺完毕，盛臬非常平静，没有见到脓血。刘经略让他翻过身，背部稍稍隆起，从背上轻轻地提插。不一会，血从双臂两穴中像泉水一样涌出。刘经略对盛臬的妻子说："一切听其自然，切勿遮遏，会两日不止，只要时时喂他清粥即可。第三日，刘经略又来看了下就高兴地说："毒已去尽，很快就能康复平安了！"说罢，拿出两张大膏药，贴在针口上，说："我不再过来，三四日后，他就能下地，再也没有苦痛了。"他然后告辞离开，后来果然像他所说的，盛臬又活了十五年，疾病也没有复发。

洪迈将这一案例写入《夷坚三志·王卷》，并据《圣惠方》将此病作了剖析，称其简妙如此。

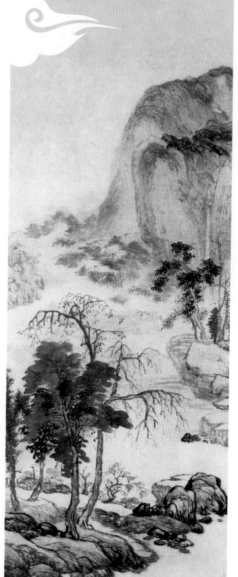

慢性咽炎的针灸疗法

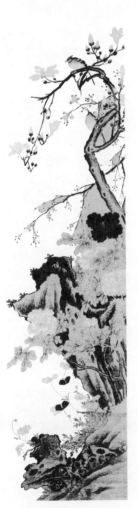

【病症】

慢性咽炎是咽黏膜的一种慢炎性病变，主要表现为咽干、咽部不适并有异物感，局部充血等。

【疗法】

选自：上海中医杂志，（4）：38，1988。

1.取穴

人迎。

2.操作

患者仰卧，用1寸毫针，从人迎穴沿皮向喉结方向刺入，不捻转不提插，接电麻仪，连续波，电流大小以局部皮肤有节律的跳动、病人无不适为度，留针20分钟，每日1次。

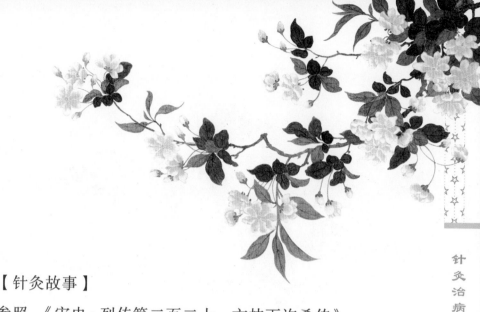

【针灸故事】

参照：《宋史·列传第二百二十一方技下许希传》。

许希治愈宋仁宗

据《宋史·许希传》记载：景祐元年（1034），宋仁宗患病，虽经众御医多方诊治，但总是不见效，皇帝及其周围的人都为此焦虑不安。

后来有人推荐开封一位叫许希的医生到宫内诊视。许希询问了宋仁宗的病情并检视了病体之后，说："针心下包络之间，能较快痊愈。"

宋仁宗及周围的人听到这个治疗意见后，无不露出惶恐之状，纷纷论说怎么可以在皇帝的心下包络之间针刺？都认为太危险了，不可贸然行事。

但又考虑到，宋仁宗的病经御医们多方医治并

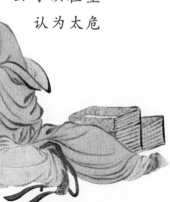

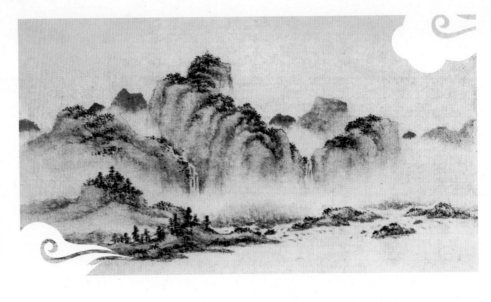

一针见效

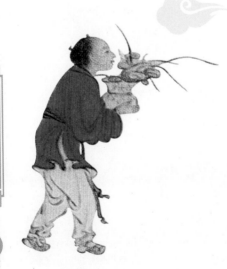

未收效，希望许希的治疗方案能取得疗效，于是，宫中有人愿以自身让许希在心下包络之间先试行针刺，结果，"试之无所害"。

接着，许希为宋仁宗施行针刺治疗，针刺心下包络之间，经针刺治疗三次，宋仁宗病愈。

宋仁宗的疑难病被许希用针刺术治愈后，很高兴地重赏了许希，特任命他为翰林医官，并且接受了许希的请求，建造纪念古代名医扁鹊的庙宇，以赞颂其对针灸疗法的贡献，后来学医的人都到这里朝拜。

许希精心梳理自己的从医经验，著成《神应针灸要诀》一卷。

口腔溃疡的针灸疗法

【病症】

口腔溃疡又称复发性口腔溃疡，属于中医的"口疮"或"口破"等范畴，是发生在口腔黏膜上的浅表性溃疡，会出现剧烈疼痛，有周期性或无规律反复的特点。

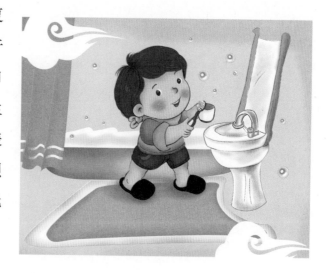

【疗法】

选自：中医针灸，（6）：11，1985。

1. 取穴

承浆。

2. 操作

让患者坐在靠椅上，头向后仰。用碘酒、酒精在承浆穴处常规消毒，用2毫升注射器吸取0.5%盐酸普鲁卡因2毫升，将注射针头刺入承浆穴，推进0.8～1.2毫升药液。隔日1次，一般6次即愈。

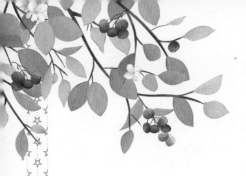

参照《旧唐书·列传第一百四十一方技甄权传》。

医家典范——甄权

甄权大约出生在南朝梁大同七年（541），他精通针灸，与扁鹊、华佗、张仲景等医家齐名。

一次，隋朝鲁州刺史库狄嵚曾经患了风痹，非常痛苦，无法挽弓射箭，许多医生诊治后效果都不佳，最后请来甄权医治。甄权详细诊察完库狄嵚的病情后，请其到靶场拿起弓箭对准靶心做好射箭的准备。突然，甄权将银针刺在库狄嵚的肩髃穴上，箭应声射出。甄权捻转银针，稍等片刻，取下银针后，库狄嵚即恢复如常。

到了唐朝武德年间，深州刺史成君绰忽然颈部肿胀，喉咙阻塞，滴水不进，家人只好求救于医家孙思邈。孙思邈看过病人的情况后，一时无计可施，便请来甄权会诊。甄权针刺病人的左手次指穴位，并稍微放了一点血，不到一顿饭的时间，病人的气息就畅通了。到了第二天，病人就能够像平时一样正常饮食了。

在寻常诊治疾病的过程中，甄权发现很多医生只注重开具药物，而忽视针灸对疾病治疗的作用。于是在唐武德年间，他就结合《针灸甲乙经》等医学著作和自己的临床经验，厘定孔穴，以图示穴，编绘出图文并茂的《明堂人形图》。

唐太宗李世民是位开明的君主，特意下诏请甄权入少府，让其奉旨带领太医令等修人体经穴《明堂人形图》，重新校定人体经络腧穴。

甄权还着重向李世民介绍了人体背部腧穴的重要性，谏言对待犯人应免去鞭打背部的刑罚。仁厚的李世民采纳了甄权的建议，特于唐贞观四年下发律令"制决罪人"改鞭笞背部或臀部，为"不得鞭背"，固定为臀部。

甄权撰有《针经钞》三卷，《脉经》《针方》一卷，《明堂人形图》一卷。尤其他的《明堂人形图》在当时流传广泛，孙思邈在他所绘的图形基础上，重新绘制了"人体经络腧穴彩图"，这些内容对后世有一定的影响。

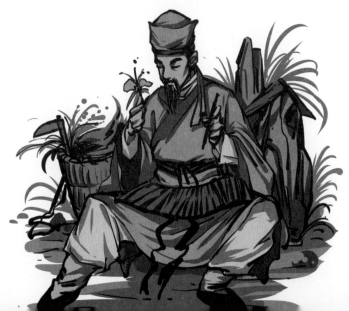

牙痛的针灸疗法

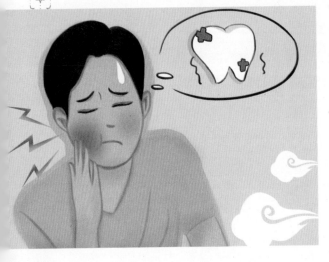

【病症】

牙痛是指牙齿因各种原因引起的疼痛，为口腔疾患中常见的症状之一。中医中的牙痛有虚实之分，实证多为胃炎引起，虚证多由肾虚所致。牙痛主要症状表现为牙齿疼痛、咀嚼困难等。

【疗法】

选自：中国针灸，（2）：17，1984。

1.取穴

合谷。

2.操作

取对侧合谷，先捻转弱刺激2～3分钟，然后上下提插轻刺10分钟左右，再加以刺激大幅度捻转1分钟，如患者感到有强烈的酸、麻、胀感向上臂传导为佳。

【针灸故事】

参照《南史·徐文伯传》。

徐文伯智救胎儿

南北朝时期，徐氏家族以医学立业，在当时享有较高的声誉，家族人员均精通医术，擅长针灸，其中徐文伯，是徐道度（南北朝时刘宋医家）的儿子，他继承父业，擅长针灸。

当时的皇帝为了长生，喜爱研读医书，也擅长诊断，但性情暴戾。有一次，皇帝外出游乐，途中遇到一个孕妇。他说："孕妇腹中的胎儿是一个女胎。"并问徐文伯的意见。徐文伯看了看说："腹中为双胎，一男一女，男胎在左边，比女胎小。"话音刚落，皇帝就想让人剖开孕妇腹部看个究竟，徐文伯不忍看到孕妇剖腹之苦，就说："恐怕刀斧会引起各种变异，请求让我用针刺法使之落胎。"便用泻法针刺足太阴，用补法针刺手阳明，胎儿应针而落。正如徐文伯所说的一样，孕妇的胎儿为一男一女，男胎比女胎小。

这样徐文伯救下了孕妇，从故事中可以看出，这一时期，针刺用于催产已经有了一定的经验。

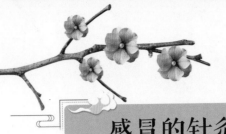

感冒的针灸疗法

【病症】

感冒俗称"伤风"，传染病，病原体是病毒，在身体过度疲劳、着凉、抵抗力降低时容易引起。症状是咽喉发干、鼻塞、咳嗽、打喷嚏、头痛、发热等。

【疗法】

选自：江苏中医杂志，（5）：33，1986。

1.取穴。

大椎。

2.操作

患者俯卧或端坐低头，医者在其大椎穴用艾条温和灸，每次20分钟，或用隔姜灸，每次3～5壮，每日2～3次。应防止皮肤灼伤。

中医药科普读本 第一辑

一针见效

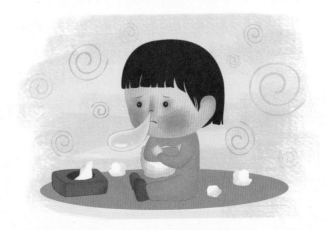

【针灸故事】

参照：《齐东野语》。

神奇的出针术

赵信公在扬州府掌管军事的时候，有一位张老总管，他是北方人，精于针灸技术，有个徒弟跟他学习，但针术尚不精通。

有一天，赵信公的小妾因脾不通血，得了血崩症，病情垂危，张老总管这时正在外地，便急忙叫张老总管的徒弟前来诊治，徒弟看了病说："这病危险极了，只有一个穴位还可以治疗。"于是用针刺足外踝二寸余，但针却被气血拘住，他费了很大劲儿，仍然不能拔出针。于是他慌慌张张向赵信公请罪说："针穴虽准而针不能拔出，必须请我的老师来才能解决，要赶快把他从外地接回来。"

于是赵信公立即派出流星马，连夜启程，经过一昼夜的时间，终于把张老总管请回来。老总管一看，笑了笑说："穴位孔扎得很准，但是还没有学到我出针的方法。"随即，在病人的手腕交接处扎了一针，这时，足外踝的针突然跳了出来，赵信公小妾的病当天就好了。

93

支气管哮喘的针灸疗法

【病症】

支气管哮喘简称哮喘，是一种常见的支气管变态反应性疾病，支气管哮喘表现为胸闷不适、呼吸困难、喘憋等，属于中医的"喘证""哮证"范畴。多由寒冷空气、刺激性气体、呼吸道感染等因素诱发。

【疗法】

选自：中国针灸，

（1）：4，1985。

1.取穴

鱼际。

2.操作

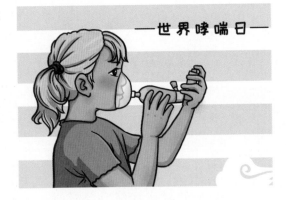

—世界哮喘日—

每次只针刺一侧，每日1次或每发作时针刺1次，左右交替使用。刺时针尖向掌心斜刺，深5分左右。出现针感后留针20～30分钟，留针期间每隔5分钟捻转行针1次。针刺10次为1个疗程或每发作时针刺。

【针灸故事】

参照：清·卢生甫《东湖乘》。

吴环照施针治内障

金针拨内障这一方法，在唐代王焘所著的《外台秘要》中便有记载。本文讲述了《东湖乘》中的一个故事。

杨翼皇先生到了老年，两眼都昏花了，但还是愿意登场考试，因此便请求吴环照给他治疗。吴环照说："眼中膜障还嫩，暂时不能治疗。回家多吃鱼腥发物，使其障膜增厚，看太阳如同黑夜一样，手术才能成功。请您再等一年。"

一年后，杨翼皇的眼睛已经瞎了。于是，吴环照为他施行针术，先针刺黑白眼珠的中间，剥净膜障，又针刺黑眼珠之内和瞳仁的外边。他施行针术非常熟练，使病人没有痛苦感。术后，用丝绸裹好，又给药数剂，并说："千万不能见风，三天以后病就痊愈。"

由于病人在回家的路上过于小心，又加衣服一层，三天以后眼睛突然发红，又去请吴环照，吴说："有郁火了。"又给药一二剂，服后痊愈。此后眼睛的视力如未病前一样。

戊子年的秋天，他到省城考取举人时，还在夜里誊写文章，视力并不次于青年人。

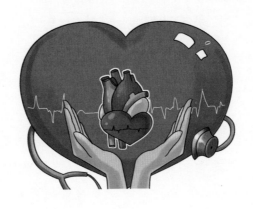

【病症】

心绞痛患者常常在劳累、情绪激动等条件下发作。是心肌急剧暂时的、局限性缺血缺氧所致的临场综合征。属于中医的"厥心痛""胸痹"等范畴。

【疗法】

选自：中国针灸，（3）：15，1987。

1.取穴

内关。

2.操作

取双侧内关穴，同时进行针刺，得气后同时捻转，捻转幅度为120°～180°，频率80～100次/分，捻转2分钟后再留针15分钟，隔日1次，12次为1个疗程。

【针灸故事】

参照:《续名医类案》。

韩贻丰擅针灸

韩贻丰,字芑斋,浙江慈溪人。是一位县令,他对于针灸很精通,从政之余还施展医术,治病救人,在当时很有医名。他针刺疗病有一个特点,即针刺的针数大多为二十一针,或者是七的倍数,形成了自己的独特风格。清代名医魏之秀在其著的《续名医类案》中多次提到他从医的事迹。

他曾经为当时的司空徐元正治病,当时徐的症状很重,满面浮肿,口角流涎不止,说不出话,双腿沉重得不能迈步。韩为之诊脉后说:你这种病非得用针灸治疗不可。于是,就让他的孩子拿来蜡烛,准备用针治疗,徐公及其子孙们都很担心害怕,说:这里怎么可以用针灸来治疗呢,一定会很痛苦吧,自韩公坚持为其施针,最终因为家人没有同意,就没有继续治疗。

过了不久,徐公家人知道用别的方法是没有用的,从其他途径闻知韩公医术精湛,针术通神,于是就又一次去

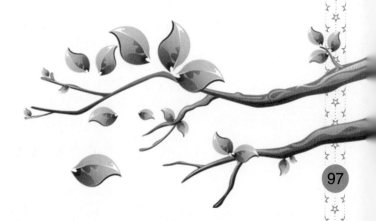

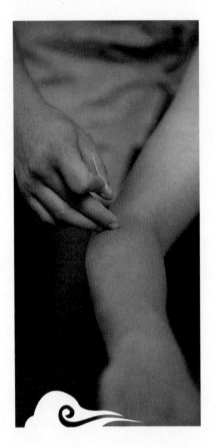

邀请他为自己治疗，韩公没有任何犹豫，及时为病人施针。韩公给他的百会、神庭、肾门、环跳、三里、涌泉等穴位共针了二十一针。这个过程中，病人并没有感到痛苦，反而感到身体有一种说不出的舒服感，经过韩公的治疗，病很快好了。

还有一少年病发疯狂，他的父亲没有办法，只好求助于韩贻丰，少年来时，神志不清，狂躁毁物，韩贻丰为他针百会等穴二十一针，施针后，少年没有醒来的迹象，于是韩贻丰摆设升堂的样式，对他施刑，最后少年惊醒，恢复神智，父子叩谢韩贻丰的救助。

韩贻丰还特别喜欢用"雷火针"治病，并对之加以改进而成"太乙神针"，此种方法虽名为针，其实是以药物施灸。韩贻丰后来又获得无名道人所传《铜人穴道图》十四幅，随后撰写了成《太乙神针心法》二卷，从而让"太乙神针"得到了一定的推广与传播。

腹痛的针灸疗法

【病症】

腹痛，是指由各种原因引起的腹腔内外脏器的病变，而表现为腹部的疼痛。腹痛可分为慢性与急性两类。

【疗法】

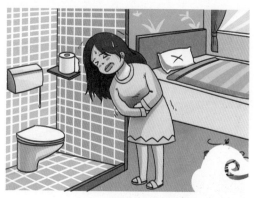

选自：浙江中医杂志，17（8）：364，1982。

1. 取穴

神阙。

2. 操作

采用隔盐灸。将食盐研细，填满脐部。切取厚约5毫米生姜1片，中心处用针穿刺数孔，置于脐上，上面再放大艾炷施灸，灸5～10壮。

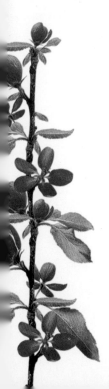

王子亨针刺治吐舌

王子亨，名贶，北宋考成人，自幼聪明好学，但不幸几次科考都名落孙山，最后随岳父宋道方学医，经过两年的学习，以为得到了精华，便到京城去游历行医，因没有出人头地的机会，当时处境十分穷困。

一天，朝廷颁布了新的盐法，有位大盐商看了布告，惊吓得吐出舌头，再也不能收回，已经十余天不能进饮食，身体一天天消瘦，京城的医生对此都束手无策。

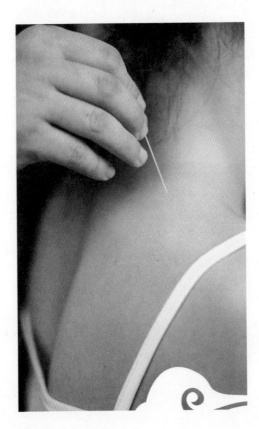

大盐商的家人非常焦急，于是便在街市上张贴告示说："若有人能治好此疾，必将重谢医生。"

王子亨心中暗喜，想到自己的机会来了，便应聘前往。

当王子亨看到盐商口吐长舌不能回收的症

状时，突然发笑，病家见医生发笑不止的怪异行为，就追问他，王子亨竟大言不惭地说："我所笑的是，这么大的京城，竟然没有人能够治疗这种小病。"

于是，王子亨吩咐病人的家属速取《针灸甲乙经》来，王不在意地查阅着，没想到竟然发现一穴，可以治开盐商的吐舌病。王立即对病家说："这种病我一针就可以见效，但必须给我写下字据，万一治不好，也不能怨恨我。"病家实在没有办法，也就依了他。

王子亨左手用筷子从舌的底面反压上去，右手持针迅速地刺入舌根，过了一会儿，商人的舌头还真的能像往常那样收缩自如。盐商家人高兴极了，用酬金等重谢了王子亨，从此他的名气被传开了。

从此以后，王子亨的家庭生活富裕起来。温饱解决之后，他才开始立志攻读医学方书，潜心研究《肘后方》，学风严谨，终于名闻天下。后来，王子亨因医术高明，得到了皇帝的青睐，宣和年间晋升为朝请大夫。他所著的《全生指迷论方》一书，多为后人采用。

一针成功，实为侥幸所得。所幸的是，后来有了"立志攻读医学方书"的勤奋，这才有名闻天下之举。医者需要不停地学习，医术才能精益求精。

胃下垂的针灸疗法

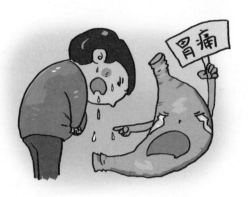

【病症】

胃下垂属内脏下垂的一部分，是指站立位时胃的位置下降到不正常的位置。主要表现为胃脘胀满，下坠不适，或伴有疼痛、吞酸呕吐等症。

【疗法】

选自：浙江中医杂志，（5）：212，1980。

1. 取穴

建里。

2. 操作

建里穴同时刺入双针，10日为1个疗程，治疗及巩固过程为1个月。

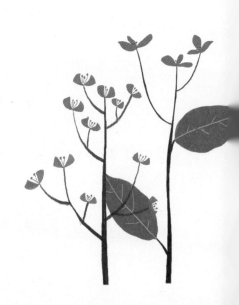

中医药科普读本 第一辑

一针见效

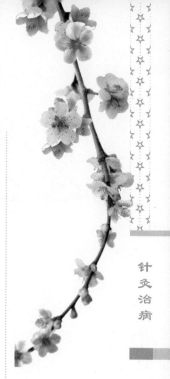

【针灸故事】

参照：《宋史·艺文志》《铜人腧穴针灸图经》。

王惟一和针灸铜人的故事

王惟一，北宋医家，宋仁宗时的翰林医官、朝散大夫，著有《铜人腧穴针灸图经》一书，奉旨铸造针灸铜人两座。

宋时，针灸学非常盛行，民间医生对穴位的定位，多根据自己的理解，不同的医生，针刺的深度与位置也不同，因此常出现不应有的差错事故，甚至有一些致人死亡的事例。

根据这些情况，王惟一及其同行，产生了统一针灸学的念头及设想，并多次上书皇帝，请求编绘规范的针灸图谱及铸造标有十二经循行路线及穴位的铜人，以统一针灸诸家之说。最后宋仁宗任命王惟一负责这件事。

接旨后，王惟一认真总结前人经络学说，结合治疗的实践经验，并亲自设计铜人，从塑胚、制模以至铸造的全部过程，他都和工匠们在一起，攻克了无数难关，终于在公元 1027 年铸成了两座针灸铜人（又称天圣铜人）。针灸铜人乃青年男子形象，真人大小，直立，体表满布穴位，孔穴表面遍涂黄蜡，使用时需向体内注满清水（或说

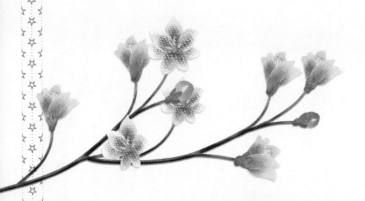

水银），将针对准穴位刺入，针入水出，为刺中穴位，没有出水，则说明没能刺到穴位。两尊针灸铜人，一尊存放于太医院，供培养、考核针灸大夫专用；一尊摆在大相国寺公开展出，向世人普及针灸医学知识。

　　铜人和图经，在当时的医疗教学和医官考试中起了很大的作用，为统一和发展我国针灸学做出了很大贡献。王惟一为铜人穿上常人的衣服，考生要隔着衣服把银针准确地刺入穴位，只有考试合格才能治病，否则不准行医。宋仁宗亲政后曾多次主持太医院针灸大夫的考核，严格把关。

　　同时，王惟一又将自己编绘的《铜人腧穴针灸图经》献给仁宗。《铜人腧穴针灸图经》对宋代以前的针灸学成就进行了一次系统的总结，对宋代及后世针灸学的发展具有重要的推动作用。针灸铜人的设计和制造，更是医学史上的一大创举，两具铜人作为最早的人体模型和针灸直观教具，在医学史上具有重要意义，王惟一为此做出的贡献是不可磨灭的。

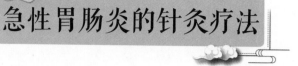

急性胃肠炎的针灸疗法

【病症】

急性胃肠炎是胃肠黏膜的急性炎症，临床表现主要为恶心、呕吐、腹痛、腹泻、发热等。中医根据临床症状不同分为"呕吐""泄泻"等，对于吐泻严重者，称之为"霍乱"。

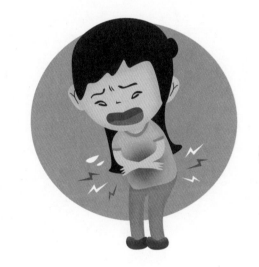

【疗法】

选自：上海针灸杂志，（2）：45，1987。

1.取穴

尺泽。

2. 操作

取双侧尺泽穴，直刺 0.5 寸，强刺激。留针 30 分钟，中间行针 3 次，日针 1 ~ 2 次。或点刺放血。

参照：《明史·凌云传》。

归安凌氏针法

凌云，明代名医，擅长针灸。早年北游泰山时，在古庙前看到一个病人，奄奄一息，可自己技术不精，不能施救，这时，一位道人以针灸抢救病人，凌云赶紧拜师学艺，这位道人传授给他明堂针法。他医术精湛，为人慷慨义气。

有一名男子生病后老是吐舌头，凌云的兄长也懂医术，对凌云说："此人病后近女色太早。舌者心之苗，肾水竭不能制心火，病在阴虚。其穴位在右股太阳，应该以阳攻阴。"凌云同意兄长的看法，按照其兄所说的穴位进行针疗，但病人还是吐舌头。凌云说："病在阴虚，以阳攻阴没有错，可是不该一位施用泻法。"让他兄长改变下手法，运用补法，补了几次后，病人果然就不再吐舌了。

一次，一个病人久咳不愈，其家人请凌云看病，凌云看后诊断为：病人发病咳嗽，五天不能吃饭，本是寒湿内积，可是病人先前请的医生都以补剂，结果是湿积寒实不但得不到祛除，反而加重了。

于是告知家属治疗方法："他的这个寒湿积滞的咳嗽，可以用针刺的方法来解除。我所选的穴位在头顶上，根据他目前的身体状况，我认为，针刺的时候可能会出现晕厥的情况。不过，你们放心，他昏晕过后是会醒过来的。但是，我还是要提醒你们，为了避免他突然晕厥跌扑在地，在我给他针刺的时候，你们几个还是要站在他的周围，牵拉着他的头发。"

果真如凌云所说，病人在治疗过程中出现晕厥情况，幸好事先有准备才没有摔倒，但是病人已经失去知觉，家人很担心，凌云告诉他们这是晕针，因为病人五天多都没有进食，身体很衰弱，所以先不必担心。待患者醒后，他继续运针，当患者呼吸急速，不停地咳嗽时，赶紧让病人家人拿痰盂，病人呕吐了一痰盂黏痰水液。又经过一段调理，病人痊愈。

明孝宗朱祐樘听说了凌云的事迹，召他至京师，命太医将铜人穿上衣服来测试凌云的针灸，凌云用针扎铜人的穴位准确无误。于是授凌云为御医。凌云著有《经学会宗》《子午流注图说》《流注辨惑》等针灸著作，他去世后，子孙皆传其术。明史记载："海内称针法者，曰归安凌氏"。

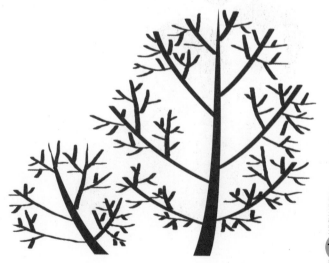

晕厥的针灸疗法

一针见效

【病症】

晕厥又称错腋，是大脑一时性缺氧、缺血引起的短暂的意识丧失。表现眩晕、恶心、面色苍白、出冷汗等，有时呼吸暂停、心率减慢，甚至心脏停搏。属于中医的"厥症""昏仆"等范畴。

【疗法】

选自：浙江中医杂志，（11）：511，1986。

1. 取穴

内关。

2. 操作

用 1.5 寸长 30 号毫针刺左侧内关 2 ~ 3 分钟，轻微捻转和震颤交替应用，不留针。

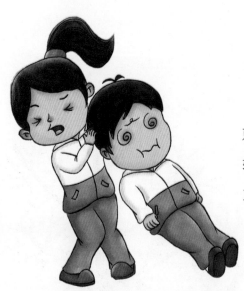

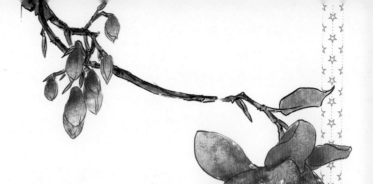

【针灸故事】

庞安时施针催生

庞安时，字安常，自号蕲水道人，蕲水（今湖北浠水县）人，被誉为"北宋医王"。庞旁安时医术精湛，为人治病，大多能够痊愈，而且常腾出房间给病人居住，让来诊者在自己家里住下并亲自照料，直至治愈送走，因此，他是中国开创住院治疗的第一人。

民间流传着他一针救产妇的传说。

相传，舒州桐城这个地方，有一个孕妇，预产期过七八天了，还没能生产。州县名医都被请来，各自使出绝招，但都未能将婴儿接生下来。

学生李几道请庞安时来救治，他来到产妇床前，唤家人备好温水和面巾，再将面巾浸湿，敷在产妇腰腹上。产妇感到松快，腹肌微微抽动。庞安时再用手上下抚摸产妇的肚腹，然后取出针来朝着一处扎了一针，说也灵验，随针一扎，产妇肚肌抽搐了一阵，生出了一个胖胖的婴儿。

乡亲们见了，无不惊喜诧异，都称赞庞先生医术高明，产妇家人更是欣喜若狂。

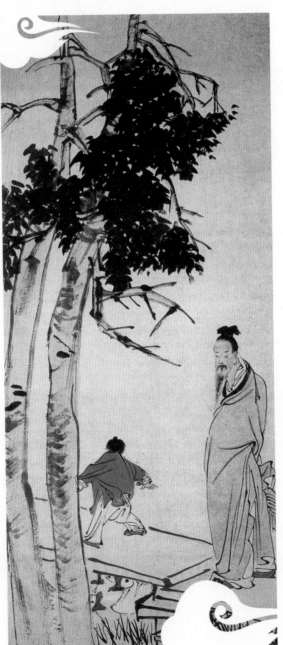

庞安时说："我用手在她的腹部触摸，就知道胎儿的手已经伸出了胎衣，并且这只小手揪住了女胞，致使其不能出母体。我对准了婴儿的虎口处扎了一针，婴儿疼痛，松开了手，因此就降生了。"人们都抢着看婴儿的虎口处，果然有针痕。

"北宋医王"庞安时著有《难经辨》《本草补遗》等书，将自己的医术流传后世。

腹泻的针灸疗法

【病症】

是指排便次数增多，粪便稀薄，甚至泻出如水样。腹泻是临床上常见的症状，其主要原因是由于脾胃运化功能失调，湿邪内盛所致，可能伴有腹胀、腹痛、恶心、呕吐、食欲不振等症状。

【疗法】

选自：内蒙古中医药，（4）：32，1986。

1. 取穴

足三里。

2. 操作

先用毫针刺足三里，徐徐进针，针用补法，然后出针，再用鲜姜片，上面用针扎成小眼放在足三里穴上，

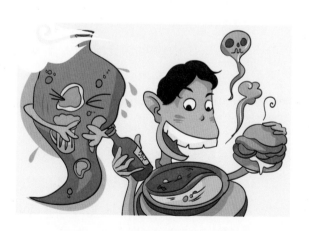

然后把艾绒搓成 6 ～ 7 个如蚕豆大小的小团，放在姜片上，点燃 15 ～ 20 分钟即可。

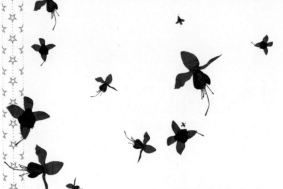

【针灸故事】

参照：《肘后备急方》。

鲍姑艾灸除瘤

鲍姑名潜光，上党人，是广东南海太守鲍靓之女。鲍姑精于灸法，尤以治赘瘤和赘疣闻名，是我国历史上第一位女施灸家，葛洪所著的流传于后世的医学名著《肘后备急方》中，关于施艾的部分，就是鲍姑的心血。

咸和初年，医学家葛洪来到南海鲍靓门下学习炼丹术。葛洪沉静好学，深得鲍靓的赏识。鲍靓不仅把自己的知识全部传授给他，还将自己心爱的女儿鲍姑嫁给了他。鲍姑嫁给葛洪后，成为他的得力助手，帮着丈夫抄写著作，为附近的百姓治病。

鲍姑常用野艾制作艾条，用来治疗赘瘤。传说一天，鲍姑在行医采药的归途中看到一名女子面对着清澈的河水，边照边流眼泪。鲍姑上前一看，只见这名女子长了一脸的黑赘瘤，十分难看，乡亲们因此嘲笑她，鲍姑问清缘由后安慰道："姑娘不用伤心，我有办法治好你的病。"说着从药篓里拿出一把红脚艾，搓成艾绒，用火点燃，在姑娘脸上轻轻熏灼。那姑娘只觉脸上热烘烘、麻辣辣的，十分舒服，竟一下子睡着了。不久，姑娘脸上的疙瘩全部脱落，看不到一点疤痕，变成了美貌的少女。姑娘非常感谢鲍姑，欢欢喜喜地回家去了。

　　鲍姑的一生，行医采药，身背药筐，踏遍青山，寻找百药，救治百姓，令人敬佩不已。

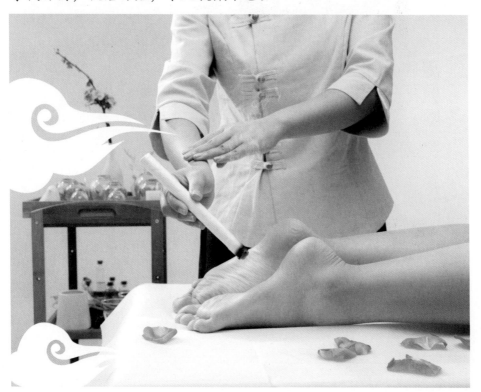

呃逆的针灸疗法

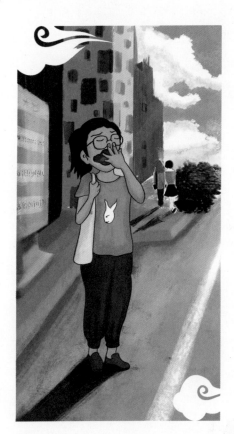

【病症】

呃逆即打嗝，指气从胃中上逆，喉间频频作声，声音短而急促。主要表现为喉间呃逆连连，声频而短，不能自制。呃逆是生理上一种常见的现象，是由膈肌痉挛收缩引起的。

【疗法】

1. 取穴

安定。

2. 操作

以毫针快速向上斜刺，轻轻捻转1分钟。呃逆不止，则继续捻针，留针15～20分钟，每日一次。

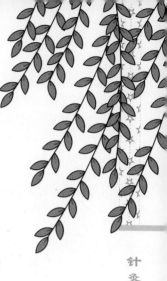

【针灸故事】

参照：《后汉书·华佗传》《三国志·华佗传》。

华佗和针灸的故事

华佗，字元化，东汉末年，沛国谯（今安徽亳县）人，他兼通数经，专精医术。当时有人推荐他做官，都被他一口回绝了，一直在民间为人治病。

他尤其擅长外科，他还创造了"五禽戏"，他曾发明麻沸散，是我国最早应用麻醉药的外科医生。他的针灸技术在当时也很有名。华佗用针灸为人治病选穴十分精确，每次取穴不过一两处，用艾灸也不过一两穴，每处灸七八壮。他在进针以后，问病人有没有酸、麻、胀、重的感觉，病人讲"有了"，就说明针效已经达到患处了。他针灸的特点是，取穴少，疗效高。可见华佗是一位针灸疗法的高手。

华佗自己下针很准确，别人误针了，他也能看出来。有一次，有个督邮官叫徐毅，得了病，华佗去看他。徐毅跟华佗说："昨天我让医官刘租在我的肚脐以上四寸的地方针过以后，就咳嗽不止，想睡也睡不好。"华佗说："啊呀！他本是要给你针'中脘'穴的，但

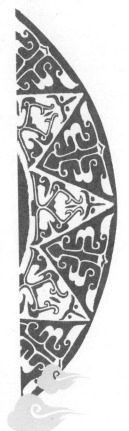

是刺错了，戳到肝上去了。你会一天天吃不下东西，你只能活五天了！"后来徐毅的病日渐加重，不几天果然死了。

曹操得了一种头风病，一发作，就十分难受，捧着头，事不能做，饭吃不下，觉也睡不着。他找了很多名医，都没有治好。听说华佗很有本事，就派人将华佗叫来治疗。华佗到了曹操那里，详细地问了病情，作了检查，决定用针灸给他治疗。他替曹操扎了两针，曹操的头果然就不痛了。

后来曹操又犯了老毛病，他再把华佗叫来，华佗一扎针，曹操的头痛果然又好了。于是曹操强要华陀长期住在他那里当侍医。华佗不愿意专门侍候曹操但是又不能公然违抗，就推说接到家信，要回去看看。到家以后，又推说妻子有病，一再请假不肯再去。曹操写了几次信，又叫地方官去催，华佗都没有动身。曹操大怒，派人到华佗家乡去察看，结果查出真相，便把他关进监狱。华佗还是不服，曹操就把他杀了。

后来，他的爱子曹冲病得快要死的时候，他后悔地说："吾悔杀华佗，令此儿强死也。"

痄腮的针灸疗法

【病症】

流行性腮腺炎又叫"痄腮"，是一种由病毒引起的急性传染病。表现为发病急骤，有恶寒发热、咽痛、头痛、恶心、周身不适、食欲不振等症状。"痄腮"一般发生于冬季，多见于 5 ~ 10 岁的儿童。

【疗法】

选自：江西中药局，（1）：41，1985。

1.取穴

痄腮穴。

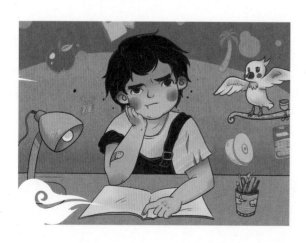

2. 操作

取患者侧耳垂下 3 分处捻转进针后用泻法，深度 3 ~ 5 分，留针 5 分钟（成人 20 分钟），隔 5 分钟捻转 1 次。日针 1 次，重者 2 次。

《千金翼方》。

孙思邈银针救人

孙思邈，唐代医药学家、道士，被后人尊称为"药王"。孙思邈特别重视医德，他主张不分"贵贱贫富，长幼妍蚩，怨亲善友，华夷愚智"，皆一视同仁。孙思邈的名著《千金要方》中，也把"大医精诚"的医德规范放在了极其重要的位置，而他本人，也是古今医学界为数不多的以德养性、以德养身、德艺双馨的代表人物之一。

相传唐朝初期，李世民在战争中急火攻心偶感风寒，在军营中一病不起，恰逢孙思邈经过，请求为李世民诊病治疗。

经过诊脉之后，于是他把军师徐茂公叫到帐外说："主驾所患之病在心肺之疾间，除非让他在生气发火之时方可下针疗疾。"徐茂公说："就依先生之便，如若治愈主驾之疾，先生当得首功一件。"

得到军师的同意后，孙思邈进帐来，拿出银针对准李世民胸部，故意用激怒他的语气说："如果让我治愈好主驾之疾，是否可以脱袍施冠与我？"李世民答曰："可以。"

他接着又说："如果让我治愈好主驾之疾，是否可以让我把娘娘纳为一妾？"李世民又答曰："三宫六院，予先生所选。"此时大将秦琼在一旁气得怒目圆睁要持刀杀孙思邈。被徐茂公上前喊退制止。

孙思邈发现李世民还不生气，于是又说："如果让我治愈好主驾之疾是否可以把李唐天下改为我孙唐天下？"当李世民听到这句话时，直气得怒发冲冠，火冒三丈，面红耳赤差点昏了过去。孙思邈见此情形，急忙一针扎到他心肺淤血处，李世民顿时吐出一口黑血后，感到身心俱爽，他体内的瘀血已被银针驱散。

　　此时徐茂公赶忙向李世民解释了孙思邈出言不逊的用意，李世民毕竟为明君，听了军师的解释后，他不但不怪罪孙思邈，而且还要给他封官加爵，孙思邈封官不受，赠金拒收，一心要走。

　　后来，李世民凯旋班师回朝后，由于孙思邈救治有功，便把他封为"药王"。

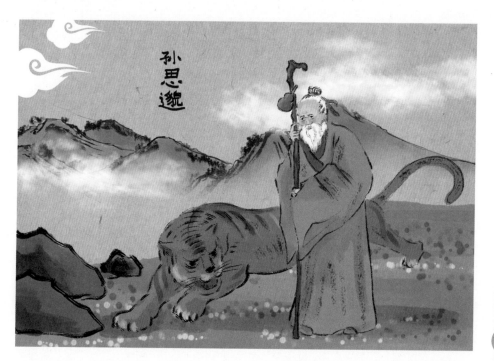

【病症】

颈椎病又称颈椎综合征，是颈部受到长期劳损，颈椎及颈椎周围软组织发生病理改变或骨质增生等，导致颈部脊髓、颈神经根、椎动脉及

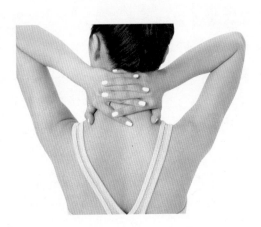

交感神经受到压迫或刺激而引起的一组复杂的症候群。多表现为头、颈、臂等麻木，严重者有肌肉萎缩。

【疗法】

选自：四川中医，（2）：24，1986。

1. 取穴

新设。

2. 操作

在颈部取双侧新设穴或沿新设穴直下，根据X线片在骨质增生的椎旁压点阿是穴，每穴注入醋酸维生素E油剂50毫克（1毫升），左右共两穴。每周2次，10次为1个疗程。

【针灸故事】

参照：《丹溪翁传》。

朱丹溪巧治肺痈

朱丹溪，名震亨，字彦修，元代著名医学家，学者尊之为"丹溪翁"或"丹溪先生"，他医术高明与刘完素、张从正、李东垣并列为"金元四大家"，滋阴派的代表，在中国医学史上占有重要地位。朱丹溪30岁时，母亲患病，而"众工束手"，因此他就立志学医。他站在风雨中，乞求罗知悌收他为徒，教他习医，最后刻苦学成，医术精湛。

有一次，金华有个人患了肺痈，看了很多医生都治不好，就请朱丹溪诊治。

朱丹溪看了之后，对病人说："你的肺部已经溃烂，应先去脓血，然后服药。现在我用银针扎你的肺部，你不要害怕。"

接着，他和徒弟商量一下，然后让病人脱去上衣后，手捏一根长长的银针，对准病人肺部，正要刺下去。这是，瞧见这病人泰然自若地坐在那里，丝毫没有反应。朱丹溪赶紧向徒弟使了个眼色。徒弟领命，端起一盆

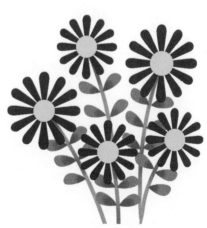

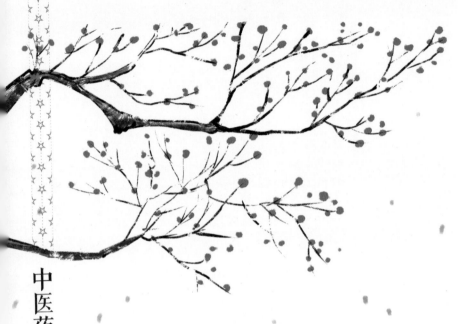

冰水"哗"的一声泼在病人的头上，病人不禁打了个寒噤。这时，朱丹溪对准病人的肺部一针扎了进去，针一进一出，肺部的脓血直往外淌，不多时，脓血全部排尽。很快病人痊愈后，向朱丹溪道谢，顺便问起倒冰水的事。

朱丹溪说："因为你这肺痈部位就在心脏的边上，稍不留意，银针刺着心脏，你就没命了。我叫人从你背后突然倒下冷水，让你大吃一惊，心脏就会突然收缩而往上提，趁此机会，我对准你的肺痈部位扎一针，这样绝不会伤着你的心脏，手术也就成功了。"

朱丹溪不计个人名利，与葛可久肝胆相照、共同会诊的故事也是中医会诊上的一段珍闻，从这些可看出其行医的高贵品质。

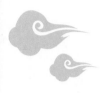

肩周炎的针灸疗法

【病症】

肩周炎又称肩关节周围炎，是肩关节周围软组织（韧带、关节囊等）的一种退行性炎性疾病，主要症状为肩关节活动不便和疼痛，多以轻度扭挫伤、过劳、风寒侵袭为其诱因。

【疗法】

选自：陕西中医，（10）：46，1986。

1. 取穴

条口透承山穴。

2. 操作

右肩病取左侧穴，进针2.5～3寸，得气后，令患者活动患侧肩臂，每5～10分钟得气1次。留针30分钟，施平补平泻法。

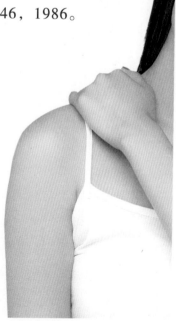

参照：《传奇（传记文学选刊）》。

神针李

嘉庆年间，亳州药都曾有一任知府——李廷仪。李知府生得眉清目秀，本是当朝榜眼。但因吏部关节未通，只当了个知府。

好在他是个心胸豁达之人，终也走马上任了。到任不久，他便一身青衣独出衙门，被这古城闹市所迷恋。

走着走着，忽见街旁一白眉寸余白须过胸的老者正给一妙龄女子看病。举目望去，只见老者头上悬一迎风飘舞的布旗。上书："专治未病之人，神针李。"

李廷仪弯腰蹲下，"无病何须治，庸医自扰之。"说罢，折扇轻摇。"世上无无病之人，病之显者有先后尔。"老者瞑目自语。

"先生，我病在何处？"李廷仪一脸的讥诮。

老者白眉微挑，审视片刻后又瞑目自语："观你病在满字。"

任李廷仪再三追问，老者仍不再言语。

话说三年之后，李廷仪李知府突患怪病：肚鼓如牛，叫春猫一般的苦叫不止。遍请百里名医，均摇头而退。李廷仪忽然记起三年前老者所言，便立令去寻。

李廷仪又嚎了三天三夜后，老者终至。"三年前，我观

你双目曲光必定性贪，故断你病在满字。今日验否？"在李廷仪家人和衙门上下的哀求下，老者让其侧卧后，忽从空心竹杖中取出一枚两尺半长的银针。"如此之针，拿你的命来，"说话间，银针穿肚而过。只听李廷仪一声厉叫，肚里的脏水哇地喷将出来。

在众人的惊诧之中，老者悄然而去。说来也怪，老者离去后，李廷仪所喷洒之青石地面，长出一块块银元状的圆圈。

李廷仪病愈后，就命人扒出带圆圈的青石，在背面刻上"戒满"二字，立于府门前。李廷仪后因清正廉洁而官至正二品，那是后话。知情人说，这满字碑现仍存于药都博物馆。

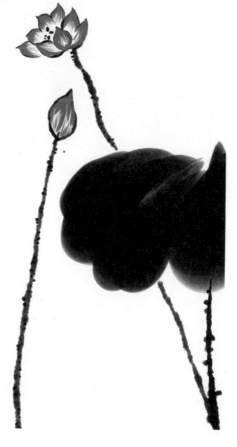

风湿性关节炎的针灸疗法

【病症】

风湿性关节炎是一种反复发作的变态反应性疾病，多发于青壮年，急性活动期以多发作、游走性大关节红肿热痛为特征，病变局部呈现红肿、剧痛、灼热，属中医的痹症范畴，因风寒湿邪侵犯人体，经络气血阻滞，闭阻不通所致。

【疗法】

选自：福建中医药，（6）：25,1986。

1. 主穴

大椎。

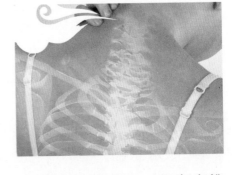

2. 操作

全身酸痛、麻木者，用艾条温灸器长时间灸大椎穴，每次2个小时以上，并加命门和局部压痛点。在背部或不适处找出痛点。再用艾条在痛区巡回熏灸。疼痛只在一条经络的某节段，则沿经施灸。较轻者，患者取坐位，头稍前倾，艾条点燃后，对准穴位，与皮肤保持一定的距离，以病人的忍受为度。每天1次，10次为一个疗程。

【针灸故事】

参照：《医述》《古今医案按》《中国针灸学词典》。

滑伯仁巧取断头针

滑伯仁即滑寿，滑寿为元代著名医学家，字伯仁。同京口名医王居中学医，对《素》《难》颇有研究。后随东平高洞阳学针法，精通针灸。著有《十四经发挥》一书，对经络腧穴的考订和针灸学术的发展有一定贡献。

元朝时期，有位叫程铭的人患腿病，一位医生为他用针灸治疗时，不慎将银针折断，情势急迫，于是请当时有名的针灸名家滑伯仁前来解救。

滑伯仁气喘吁吁地赶到程家，看到程铭万分痛苦地在床上呻吟，右腿弓曲不敢动弹。那医生神色不安，焦急万分，用手紧紧捏住尚留在皮外的一点点银针断头，生怕银针陷入病人体内，有生命危险。程家一家老小，此时也急得六神无主，不知所措。

滑伯仁来到病人床前，冷静地告诫大家不要慌乱，然后开始镇定自若地排险。他知道针灸治病取穴一般不是头痛医头，脚痛医脚，而是头部的病却取足部的

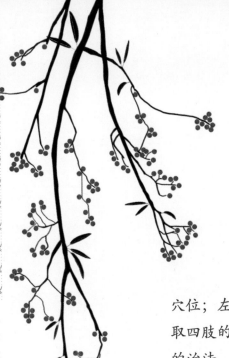

穴位；左侧的病却取右侧的穴位；内脏的病却取四肢的穴位。因此采用因势利导、声东击西的治法。

考虑到断针在患者的足少阴经脉的阳陵泉穴，滑伯仁便沿着这条经络循行，在离阳陵泉很远的风市穴扎下一根又长又粗的银针，并用力捻动起来。病人忍受不了这种强烈的刺激，痛得大喊大叫，汗流如注。这时风市穴旁的肌肉猛烈的抽搐着，而阳陵泉穴部位的肌肉却逐渐松弛下来，滑伯仁瞅着时间已到，忙向那医生使了个快拔断针的眼色。那医生心领神会，果断地将断针顺利拔出。接着，滑伯仁也在病人稍稍放松之时，拔出了粗粗的银针。很快将这一事故化险为夷。

他的医术精湛，更以"无问贫富皆往治，报不报弗较也"的崇高医德，受到世人的赞誉。

痤疮的针灸疗法

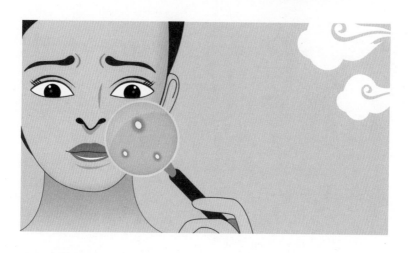

【病症】

青春痘、粉刺统称为痤疮，是一种毛囊皮脂腺的慢性炎症。中医认为是由肺胃内热，上熏颜面，内热瘀滞而成。

【疗法】

选自中国针灸，（5）：46，1994。

1. 取穴

大椎。

2. 操作

将大椎穴常规消毒后，以三棱针快速点刺，深浅适度，使血液自然流出2～3滴，然后在其上拔玻璃火罐1个，使血液在火罐负压作用下流出约1～4毫升后将罐起下。每日1次，10次为1个疗程。

【针灸故事】

参照：《旧唐书·狄仁杰传》《集异传》。

狄仁杰擅长针灸术

狄仁杰，字怀英，山西太原人氏，唐代武周时期政治家。在小儿时代，就异秉聪慧。狄仁杰在朝中威望甚高，政务之暇，又喜好方书医药，尤其对针灸之学，更为精通。

有一次，正当高宗显庆年间，狄仁杰时任并州参军，奉了朝廷之命入京。狄仁杰不喜大队人马招摇过市，只带一随从伴行。这一天，正在赶路，忽见前面十字路口，围着熙熙攘攘的人群。他下马紧走几步，来到面前，只见路边立着一块巨大的木牌，上面用标准的汉隶体刻着"能治此儿，酬绢千匹"八个大字。

高大的牌子下面，一个十四五岁的男孩躺在那里面目不清，一动不动。原来，立牌的人是个商人，高年始得一子，爱如掌珍。谁知男孩在四五岁时，鼻子上长了一个肉瘤，请医治疗，不但不见效果，反而逐渐长大，遮住了半个脸，最后，竟连头也抬不起来了。肉瘤不可触及，略一触动，则痛入心胆。一家人为之操碎了心，请医问卜，方药杂进，求神拜佛，许愿烧香，数年来终无一点效验。

狄仁杰观罢此儿，取出随身携带的金针，在患儿的脑后施以针术，运用娴熟的手法，不停地捻转提插。就

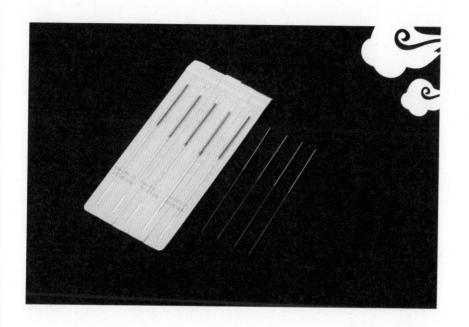

在人们聚精会神的一刹那间，只见狄仁杰右手如飞，将针拔去，那个大瘤子已随左手落下。

狄仁杰在断根处上了点药，没有流多少血，病痛全部消失了。

商人见儿子得救，百感交集，跪在狄仁杰的面前，千恩万谢，且泣且拜，将千匹绢奉上，请他收下。狄仁杰笑道："我是过路之人，偶尔及此，并非为财帛而来，亦非专门卖技者，礼物实不敢受。"说着，头也不回地带着从人，上马赶路去了。

众人为之绝技所倾倒，更为之高尚医德而拜服。

荨麻疹的针灸疗法

【病症】

荨麻疹俗称"风团""风疙瘩""风疹团"等，是一种常见的变态反应性疾病，多由于某些食物、药物，或寒冷刺激而致病。临床表现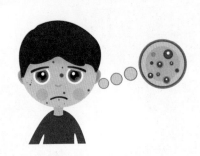为：皮肤出现大小不一的白色或红色风团块，小如芝麻，大如蚕豆，扁平凸起，奇痒难忍，搔抓后会增大增多，皮肤会呈不规则状。轻者以瘙痒为主，重者伴有恶心、呕吐、发热、腹泻，甚至呼吸困难。

【疗法】

选自：上海针灸杂志，（3）：35，1985。

1.取穴

后溪。

2.操作

握拳取之，直刺深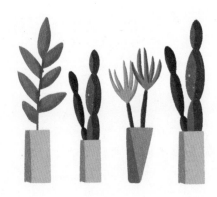1寸，可后溪透劳宫，合谷可深刺2～3寸。

中医药科普读本 第一辑

一针见效

【针灸故事】

参照：《丹溪翁传》。

朱丹溪巧治眼病

传说，名医朱丹溪行医路过浙江义乌的时候，听说有一个姑娘得了重病，就到姑娘家上门送医，原来她有一次患病出麻疹，眼睛染疾，不久便双目失明，且多方医治而未见效果。这么重大的打击，再加上精神上的压抑，使姑娘痛苦不堪，每天都泪眼模糊，简直没有生活下去的信心。

朱丹溪仔细了解姑娘失明的经过后，便从药箱中拿出亮闪闪的银针，让姑娘稳定情绪，不必害怕。朱丹溪在姑娘左侧耳垂正中刺了一针，说也奇怪，姑娘的左眼顿时亮了！朱丹溪又在姑娘的右耳垂扎了一针，奇迹又出现了，姑娘的右眼也恢复了光明！姑娘瞪着大眼睛看着，欢喜得流出了眼泪，激动得跪了下去，拜谢朱丹溪老医生重赐光明之恩。

为了永远不忘朱丹溪的恩情，姑娘特地请工匠精制了一副金耳环戴上。当姑娘戴上耳环后，说也更怪了，她看东西越来越清晰了。许多姑娘都相继效仿，从此戴耳环的习俗，便流传了下来。

带状疱疹的针灸疗法

【病症】

带状疱疹是由水痘带状疱疹病毒所引起的，以沿单侧周围神经分布的簇集性小水疱为特征，本病症为皮肤起红斑、水疱、皮疹累累如珠形，沿周围神经分布区排列呈带状。中医把这种带状疱疹称为"缠腰火丹""缠腰火龙"。

【疗法】

选自：辽宁中医杂志，（9）：38，1987。

1.取穴

阿是穴。

2.操作

用围刺法治疗。围绕红肿处及簇集水疱群的周围皮肤，用三棱针或毫针点刺，每隔1~2厘米点刺一下，见出血即可。也可用两手轻轻挤压点刺处见有出血，使其恶血出尽，以消肿痛。隔日治疗1次。

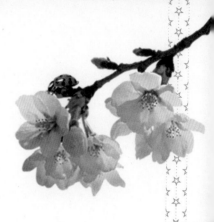

【针灸故事】

参照：《外科精要》《名医类案》。

薛立斋冷静治鼻疮

薛己是中国明代医学家。字新甫，号立斋。父薛铠曾为太医院医士。薛己自幼继承家训，精研医术，兼通内、外、妇、儿各科，名著一时。薛己治学极为刻苦，论著很多，以外科见长。

一日，他与旧友屠寿卿相遇，在说话的过程中发现其有个怪异动作——一说话就用手掩一下嘴。屠寿卿说：最近门牙感到像被什么击打了一样，非常疼痛，便让薛己为他看看。号脉后，薛己认为其脉象洪大而弦，将要爆发疮毒，来势凶猛，可能会有生命危险。屠寿卿也很慌张，不知疮毒会在哪爆发。薛己先为其开些清凉之剂，屠寿卿很快取回了方药，煎服了下去，药吃下不一会儿，痛就止住了。可是，到了晚上，屠寿卿的鼻子上窜出了一个疙瘩，果然是生疮了，扯得颜面也肿了起来，暗暗地发痛。薛立斋知道后，赶紧用前面的药方加上犀角让屠寿卿服下，但还是不能够止住病势，疮肿渐至两颊，口臭得也很厉害，脉象越发洪大，恶寒发热的症状也表现出来了。

毒疮发展到如此境地，单独用一般的解毒清热药，药力已不能及了，所以薛己告诉屠寿卿只能用针刺的办法，针刺患处放出血来。

第一次泻血过后，肿痛反而更加厉害，屠寿卿有些灰心丧气，薛立斋冷静地又用针刺了患处，外加唇上，然后让屠张开嘴，瞅准口内赤脉，一针刺下，放出毒血后，又服用了几剂药后，肿痛就消下去了。

胆囊炎的针灸疗法

【病症】

胆囊炎是化学性刺激或细菌性感染引起的胆囊炎性病变，为胆囊的常见病。在腹部外科中其发病率仅次于阑尾炎。

【疗法】

选自：针灸学报，（4）：50，1992。

1.取穴

胆囊穴。

2.操作

取右侧胆囊穴，用毫针刺入 2～3 寸，采用强刺激手法，针感传至上腹部效果最佳，留针 10～15 分钟，其间行针 2～3 次。

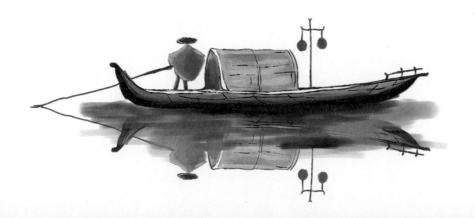

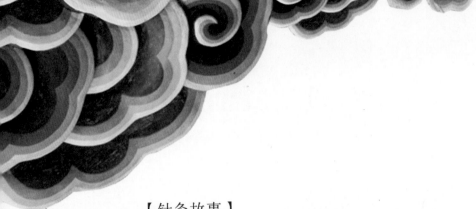

【针灸故事】

参照《针灸大成》《中国医籍考》。

杨继洲与《针灸大成》

杨继洲字济时，明代著名针灸学家，主要作品有《针灸大成》。他治病的案例很多：

有位文官叫李渐庵，他的夫人产后出血，两脚肿得像大腿，昏迷不醒，十分危急，杨继洲在她足三阴经的穴位上扎了针，只一顿饭工夫，李夫人就苏醒了，肿痛也消了；有位员外熊可山，患了痢疾，咳嗽发烧，吐血不止，生命垂危，众医生都说不能治了，杨继洲发现病人虽然奄奄一息，但胸部尚有余温，只是脐中有一块拳头大的肿块，就为他针了气海穴，又用灸法，灸了五十壮之后，病人苏醒过来，脐中的肿块也散开了，疼痛随即止住，接着，又替他治好了痢疾和咯血，经过一段时间调理，熊员外终于恢复了健康。

有一次，山西监察御史赵文炳患了痿痹之疾，多方诊治，屡治不愈，邀杨继洲去山西诊治，杨继洲仅仅针刺了三针就痊愈了。他帮助杨继洲完成了《针灸大成》。

《针灸大成》成为内容最为丰富的一本针灸学专著。突出体现了杨氏家族的针灸特色。杨继洲创立了十二字分次第手法。

即爪切、指持、口温、进针、指循、爪摄、针退、针搓、针捻、针留、针摇及针拔十二法。

杨继洲以自己的经验，结合《内经》和《难经》以及高武等人的有关学说，创立了十二字回诀，用歌诀体裁说明其操作要点与作用，并总括成简明易记的《十二歌》：

　　针法玄机口诀多
　　手法虽多亦不过
　　切穴持针温口内
　　进针循摄退针搓
　　指捻泻气针留豆
　　摇令穴大拔如梭，
　　医师穴法叮咛说，
　　记此便为十二歌。

杨继洲是明代针灸学之集大成者，他总结了明末以前针灸学的重要成果，是继《针灸甲乙经》以后，对针灸学的又一次重要总结。

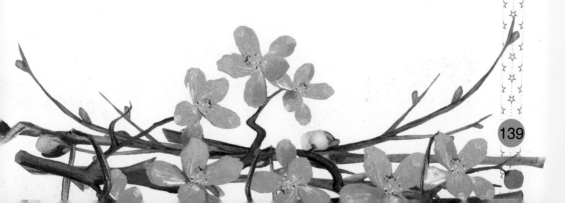

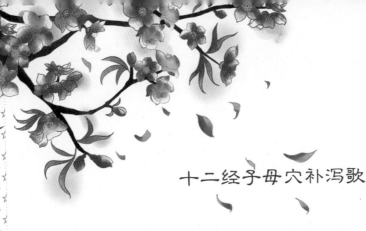

十二经子母穴补泻歌

【出处】

选自《绘图针灸易学》，清代李学川著。本歌按"虚则补其母，实则泻其子"的原则选穴配方。

【歌诀】

肺泻尺泽补太渊，大肠二间曲池间；
胃泻厉兑解溪补，脾在商丘大都边；
心先神门后少冲，小肠小海后溪连；
膀胱束骨补至阴，肾泻涌泉复溜焉；
包络大陵中冲补，三焦天井中渚痊；
胆泻阳辅补侠溪，肝泻行间补曲泉。
五输五行相配合，实泻其子大病安；
井荥输经合五穴，虚补其母顺势间。

中医药科普读本 第一辑

一针见效

附录

FULU

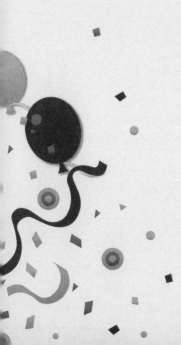

一、手太阴肺经穴位

1. 中府

【定位】在胸部，横平第1肋间隙，锁骨下窝外侧，前正中线旁开6寸。

【主治】气喘，咳嗽，咳吐脓血，胸膈胀满。

2. 云门

【定位】在胸部，锁骨下窝凹陷中，肩胛骨喙突内缘，前正中线旁开6寸。

【主治】气喘，咳嗽，胸痛，肩痛。

3. 天府

【定位】在臂前区，腋前纹头下3寸，肱二头肌桡侧缘处。

【主治】咳嗽，气喘。

4. 侠白

【定位】在臂前区，腋前纹头下4寸，肱二头肌桡侧缘处。

【主治】气喘，咳嗽，烦满，上臂内侧神经痛。

5. 尺泽

【定位】在肘区，肘横纹上，肱二头肌腱桡侧缘凹陷中。

【主治】咳嗽，气喘，咯血，胸部胀满，咽喉肿痛，小儿惊风，吐泻，绞肠痧，肘臂挛痛。

6. 孔最

【定位】在前臂前区，腕掌侧远端横纹上7寸，尺泽与太渊连线上。

【主治】咯血，衄血。

7. 列缺

【定位】在前臂，腕掌侧远端横纹上1.5寸，拇短伸肌腱与拇长展肌腱之间，拇长展肌腱沟的凹陷。

【主治】气喘，咳嗽，少气不足以息，偏正头痛，项强，咽喉痛。

8. 经渠

【定位】在前臂前区，腕掌侧远端横纹上1寸，桡骨茎突与桡动脉指间。

【主治】气喘，咳嗽，喉痹，胸部胀满，胸背痛，掌中热，无脉症。

9. 太渊

【定位】在腕前区，桡骨茎突与舟状骨之间，拇长展肌腱尺侧凹陷中。

【主治】无脉症。

10. 鱼际

【定位】在手外侧，第1掌骨桡侧中点赤白肉际处。

【主治】咽喉肿痛。

11. 少商

【定位】在手指，拇指末节桡侧，指甲根角侧上方0.1寸（指寸）。

【主治】中风昏迷，喉痹，热病，小儿惊风，中暑呕吐。

二、手阳明大肠经穴位

1. 商阳

【定位】在手指，食指末节桡侧，指甲根角侧上方0.1寸（指寸）。

【主治】喉痹，昏厥，中风昏迷，热病汗不出。

2. 二间

【定位】在手指，第2掌指关节桡侧运端赤白肉际处。

【主治】喉痹。

3. 三间

【定位】在手指，第2掌指关节桡侧近端凹陷中。

【主治】咽喉肿痛，身热胸闷。

4. 合谷

【定位】在手背，第2掌骨桡侧的中点处。

【主治】头痛目眩，鼻塞，鼻出血，鼻渊，耳聋耳鸣，目赤肿痛，眼睑下垂，牙痛，龈肿，咽喉肿痛，口疮，口噤，口眼㖞斜，舌痛，胃腹痛，便秘，痢疾，月经不调，经闭，痛经，滞产，胎衣不下，恶露不止，乳少，瘾疹，皮肤瘙痒，荨麻疹，热病无汗，止痛，化痰。

5. 阳溪

【定位】在腕区，腕背侧远端横纹桡侧，桡骨茎突远端，解剖学"鼻咽窝"凹陷中。

【主治】目赤肿痛，热病心烦。

中医药科普读本 第一辑

一针见效

6. 偏历

【定位】在前臂，腕背侧远端横纹上 3 寸，阳溪与曲池连线上。

【主治】鼻出血，耳鸣，耳聋，肠鸣腹痛。

7. 温溜

【定位】在前臂，腕横纹上 5 寸，阳溪与曲池连线上。

【主治】寒热头痛，面赤肿，口舌痛。

8. 下廉

【定位】在前臂，肘横纹下 4 寸，阳溪与曲池连线上。

【主治】腹痛，腹胀，上肢不遂，手肘肩无力。

9. 上廉

【定位】在前臂，肘横纹下 3 寸，阳溪与曲池连线上。

【主治】腹痛，腹胀，吐泻，肠鸣，手臂肩膊肿痛，上肢不遂。

10. 手三里

【定位】在前臂，肘横纹下 2 寸，阳溪与曲池连线上。

【主治】胃肠疾患，腹痛，手臂肿痛，上肢不遂。

11. 曲池

【定位】在肘区，尺泽与肱骨外上髁连线的中点处。

【主治】咽喉肿痛，气喘，咳嗽，热病，腹痛，吐泻，痢疾，肠痈，便秘，齿痛，目赤痛，目不明，疮，疥，瘾疹，丹毒，心中烦满，癫狂，善惊，头痛，上肢不遂，手臂肿痛，手肘肩无力，臂神经疼痛，高血压。

12. 肘髎

【定位】在肘区，肱骨外上髁上缘，髁上嵴的前缘。

【主治】肩臂肘疼痛，上肢麻木，拘挛，嗜卧。

13. 手五里

【定位】在臂部，肘横纹上 3 寸，曲池与肩髃连线上。

【主治】手臂肿痛，上肢不遂，疟疾，瘰疬。

14. 臂臑

【定位】在臂部，曲池上 7 寸，三角肌前缘处。

【主治】瘰疬。

15. 肩髃

【定位】在肩峰前下方，当肩峰与肱骨大结节之间凹陷处。

【主治】肩臂痛，手臂挛急，肩痛，半身不遂。

16. 巨骨

【定位】在肩胛区，锁骨肩峰端与肩胛冈之间凹陷中。

【主治】肩臂痛，手臂挛急，半身不遂。

17. 天鼎

【定位】在颈部，横平环状软骨，胸锁乳突肌后缘。

【主治】咳嗽，气喘，咽喉肿痛，暴喑，瘰疬，诸瘿，梅核气。

18. 扶突

【定位】在胸锁乳突区，横平喉结，当胸锁乳突肌的前、后缘中间。

【主治】气喘，咳嗽，咽喉肿痛，暴喑，瘰疬，诸瘿，梅核气，呃逆。

19. 口禾髎

【定位】在面部，横平人中沟上 1/3 与下 2/3 交点，鼻孔外缘直下。

【主治】鼻塞流涕，鼻出血，口㖞。

20. 迎香

【定位】在面部，鼻翼外缘中点，鼻唇沟中。

【主治】鼻出血，鼻塞，不闻香臭，鼻渊，胆道蛔虫。

三、足阳明胃经穴位

1. 承泣

【定位】在面部，眼球与眶下缘之间，瞳孔直下。

【主治】目赤肿痛，迎风流泪，口眼㖞斜。

2. 四白

【定位】在面部，眶下孔处。

【主治】目赤痛痒，迎风流泪，口眼㖞斜，眼睑瞤动。

3. 巨髎

【定位】在面部，横平鼻翼下缘，瞳孔直下。

【主治】鼻出血，口眼㖞斜，眼睑𥆧动。

4. 地仓

【定位】在面部，当口角旁开0.4寸（指寸）。

【主治】口角㖞斜，流涎，眼睑𥆧动。

5. 大迎

【定位】在面部，下颌角前方，咬肌附着部的前缘凹陷中，面动脉搏动处。

【主治】口角㖞斜，失音。

6. 颊车

【定位】在面部，下颌角前上方一横指（中指）。

【主治】口眼㖞斜，牙关紧闭，齿痛。

7. 下关

【定位】在面部，颧弓下缘中央与下颌切迹之间凹陷处。

【主治】口眼㖞斜，口噤，齿痛。

8. 头维

【定位】在头部，额角发际直上0.5寸，头正中线旁开4.5寸处。

【主治】偏正头痛，目眩。

9. 人迎

【定位】在颈部，横平喉结，胸锁乳突肌前缘，颈总动脉搏动处。

【主治】胸满气逆，瘰疬，咽喉肿痛，高血压。

10. 水突

【定位】在颈部，横平环状软骨，胸锁乳突肌的前缘。

【主治】呼吸喘鸣，咽喉肿痛。

11. 气舍

【定位】在胸锁乳突肌区，锁骨上小窝，锁骨胸骨端上缘，胸锁乳突肌的胸骨头与锁骨头中间的凹陷中。

【主治】呼吸喘鸣，咽喉肿痛。

12. 缺盆

【定位】在颈外侧区，锁骨上大窝，锁骨上缘凹陷中，前正中线旁开4寸。

【主治】呼吸喘鸣，咽喉肿痛。

13. 气户

【定位】在胸部，锁骨下缘，前正中线旁开4寸。

【主治】呼吸喘鸣，咽喉肿痛。

14. 库房

【定位】在胸部，第1肋间隙，前正中线旁开4寸。

【主治】胸满气逆，呼吸喘鸣，胸胁胀痛，咳嗽喘息。

15. 屋翳

【定位】在胸部，第2肋间隙，前正中线旁开4寸。

【主治】胸满气逆，呼吸喘鸣，胸胁胀痛，咳嗽喘息。

16. 膺窗

【定位】在胸部，第3肋间隙，前正中线旁开4寸。

【主治】胸满气逆，呼吸喘鸣，咳嗽喘息，乳痈。

17. 乳中

【定位】在胸部，乳头中央。

【主治】现代常以此穴作为胸部取穴标志，不做针灸治疗。

18. 乳根

【定位】在胸部，第5肋间隙，前正中线旁开4寸。

【主治】胸痛，胸闷，咳喘，乳汁不足，乳痈，噎膈。

19. 不容

【定位】在上腹部，脐中上6寸，前正中线旁开2寸。

【主治】腹胀，胃痛，呕吐，食欲不振。

20. 承满

【定位】在上腹部，脐中上5寸，前正中线旁开2寸。

【主治】胃痛，呕吐，腹胀，肠鸣，食欲不振等。

四、足太阴脾经穴位

1. 隐白

【定位】在足趾，大趾末节内侧，

趾甲根角侧后方0.1寸（指寸）。

【主治】月经过时不止，崩漏，腹胀，暴泄，癫狂病，神志病，血证。

2. 大都

【定位】在足趾，第1跖趾关节远端赤白肉际凹陷中。

【主治】腹胀，腹痛，胃疼。

3. 太白

【标定位】在跖区，第1跖趾关节近端赤白肉际凹陷中。

【主治】胃痛，腹胀，腹痛，肠鸣，呕吐，泄泻。

4. 公孙

【定位】在跖区，当第1跖骨底的前下缘赤白肉际处。

【主治】呕吐，腹痛，胃脘痛，肠鸣，泄泻，痢疾。

5. 商丘

【定位】在踝区，内踝前下方，舟骨粗隆与内踝尖连线中点陷中。

【主治】两足无力，足踝痛。

6. 三阴交

【定位】在小腿内侧，内踝尖上3寸，胫骨内侧缘后际。

【主治】脾胃虚弱、肠鸣腹胀，腹痛，泄泻，胃痛呕吐，呃逆，痢疾，月经不调，崩漏，赤白带下，经闭，难产，不孕症，产后血晕，恶露不行，水肿，小便不利，遗尿，癃闭，阴挺，梦遗，遗精，阳痿，阴茎痛、疝气，睾丸缩腹，癫瘤，失眠，小儿惊风，荨麻疹等。

7. 漏谷

【定位】在小腿内侧，内踝尖上6寸，胫骨内侧缘后际。

【主治】肠鸣腹胀，腹痛，水肿，小便不利。

8. 地机

【定位】在小腿内侧，阴陵泉下3寸，胫骨内侧缘后际。

【主治】腹胀腹病，月经不调。

9. 阴陵泉

【定位】在小腿内侧，胫骨内侧髁下缘与胫骨内侧缘之间的凹陷中。

【主治】腹痛，腹胀，水肿，小便不利或失禁，遗尿。

10. 血海

【定位】在股前区，髌底内侧端上2寸，股内侧肌隆起处。

【主治】腹胀，月经不调，荨麻疹。

11. 箕门

【定位】在股前区，髌底内侧端与冲门的连线上1/3与2/3交点，长收肌和缝匠肌交角的动脉搏动处。

【主治】小便不通，遗尿。

12. 冲门

【定位】在腹股沟区，腹股沟斜纹中，髂外动脉搏动处的外侧。

【主治】腹痛，腹胀，小便不利。

13. 府舍

【定位】在下腹部，脐中下4.3寸，前正中线旁开4寸。

【主治】腹痛，霍乱吐泻，疝气，腹满积聚。

14. 腹结

【定位】在下腹部，脐中下1.3寸，前正中线旁开4寸。

【主治】绕脐腹痛，泄泻，疝气。

15. 大横

【定位】在腹部，脐中旁开4寸。

【主治】腹痛，腹胀，痢疾，泄泻，便秘。

16. 腹哀

【定位】在上腹部，脐中上3寸，前正中线旁开4寸。

【主治】绕脐痛，消化不良，便秘，痢疾。

17. 食窦

【定位】在胸部，第5肋间隙，前正中线旁开6寸。

【主治】胸胁胀痛，胸引背痛不得卧。

18. 天溪

【定位】在胸部，第4肋间隙，前正中线旁开6寸。

【主治】咳嗽，胸部疼痛，胸胁胀痛。

19. 胸乡

【定位】在胸部，第3肋间隙，前正中线旁开6寸。

【主治】胸胁胀痛，咳嗽。

20. 周荣

【定位】在胸部，第2肋间隙，前正中线旁开6寸。

【主治】胸胁胀满，胁肋痛，咳嗽。

21. 大包

【定位】在胸外侧区，第6肋间隙，在腋中线上。

【主治】胸胁痛，气喘。

五、手少阴心经穴位

1. 极泉

【定位】在腋区，腋窝中央，腋动脉搏动处。

【主治】心痛，四肢不举。

2. 青灵

【定位】在臂前区，肘横纹上3寸，肱二头肌的内侧沟中。

【主治】头痛，肩臂痛。

3. 少海

【定位】在肘前区，横平肘横纹，肱骨内上髁前缘。

【主治】心痛，癫狂，善笑，痫证，暴喑，肘臂挛痛，麻木。

4. 灵道

【定位】在前臂前区，腕掌侧远端横纹上1.5寸，尺侧腕屈肌腱的桡侧缘。

【主治】心痛，手麻不仁。

5. 通里

【定位】在前臂前区，腕掌侧远端横纹上1寸，尺侧腕屈肌腱的桡侧缘。

【主治】心痛，头痛，头昏，盗汗。

6. 阴郄

【定位】在前臂前区，腕掌侧远端横纹上0.5寸，尺侧腕屈肌腱的桡侧缘。

【主治】心痛，盗汗，失语。

7. 神门

【定位】在腕前区，腕掌侧远端横纹尺侧端，尺侧腕屈肌腱的桡侧缘。

【主治】心烦，善忘，不寐，痴呆，癫狂，痫证，头痛头昏，心痛，心悸，怔忡，目眩，目黄，咽干，失音，手臂寒痛，麻木，喘逆上气，呕血，热病不嗜食。

8. 少府

【定位】在手掌，横平第5掌指关节近端，第4、5掌骨之间。

【主治】心悸，胸痛，善笑，悲恐，善惊，掌中热，手小指拘挛，臂神经痛。

9. 少冲

【定位】在手指，小指末节桡侧，指甲根角侧上方0.1寸（指寸）。

【主治】癫狂，热病，中风昏迷。

六、手太阳小肠经穴位

1. 少泽

【定位】在手指，小指末节尺侧，距指甲根角侧上方0.1寸（指寸）。

【主治】中风昏迷，目生翳膜，产后无乳。

2. 前谷

【定位】在手指，第5掌指关节尺侧远端赤白肉际凹陷中。

【主治】头项急痛，颈项不得回顾，臂痛不得举。

3. 后溪

【定位】在手内侧，第5掌指关节尺侧近端赤白肉际凹陷中。

【主治】热病汗不出，疟疾，黄疸，目痛泣出，目中白翳，目赤，目眩，耳鸣，耳聋，鼻塞不利，鼻出血，颊肿，咽肿喉痹，癫、狂、痫，脏躁，失眠，中风，头项急痛，颈项不得回顾，颈肩部疼痛，肘臂小指拘急疼痛，身体不遂，臂痛不得举，胸满腹胀，喘息，妇人产后无乳，疟疾。

4. 腕骨

【定位】在腕区，第5掌骨基底与三角骨之间的赤白肉际凹陷处。

【主治】黄疸，消渴。

5. 阳谷

【定位】在腕后区，尺骨茎突

中医药科普读本 第一辑

一针见效

与三角骨之间的凹陷中。

【主治】头痛，臂、腕外侧痛。

6. 养老

【定位】在前臂后区，腕背横纹上 1 寸，尺骨头桡侧凹陷中。

【主治】目视不明，急性腰痛。

7. 支正

【定位】在前臂后区，腕背侧远端横纹上 5 寸，尺骨尺侧与尺侧腕屈肌之间。

【主治】腰背酸痛，四肢无力。

8. 小海

【定位】在肘后区，尺骨鹰嘴与肱骨内上髁之间凹陷中。

【主治】癫狂，痫证。

9. 肩贞

【定位】在肩胛区，肩关节后下方，腋后纹头直上 1 寸。

【主治】肩胛痛，手臂麻痛。

10. 臑俞

【定位】在肩胛区，腋后纹头直上，肩胛冈下缘凹陷中。

【主治】肩臂酸痛无力，肩肿，颈项瘰疬。

11. 天宗

【定位】在肩胛区，肩胛冈中点与肩胛骨下角连线上 1/3 与 2/3 交点凹陷中。

【主治】肩胛痛，乳痈。

12. 秉风

【定位】在肩胛区，肩胛冈中点上方冈上窝中。

【主治】肩胛疼痛不举。

13. 曲垣

【定位】在肩胛区，肩胛冈内侧端上缘凹陷中。

【主治】肩胛拘挛疼痛，肩胛疼痛不举，上肢酸麻，咳嗽等。

14. 肩外俞

【定位】在脊柱区，第 7 胸椎棘突下，后正中线旁开 3 寸。

【主治】肩背酸痛，颈项强急，上肢冷痛等。

15. 肩中俞

【定位】在脊柱区，第 7 颈椎棘突下，后正中线旁开 2 寸。

【主治】咳嗽,肩背酸痛,颈项强急。

16. 天窗

【定位】在颈部，横平喉结，胸锁乳突肌的后缘。

【主治】咽喉肿痛，暴喑不能言。

17. 天容

【定位】在颈部，下颌角后方，胸锁乳突肌的前缘凹陷中。

【主治】咽喉肿痛，头项痈肿。

18. 颧髎

【定位】在面部，颧骨下缘，目外眦直下凹陷中。

【主治】面痛，眼睑瞤动，口㖞，龈肿齿痛。

19. 听宫

【定位】在面部，耳屏正中与下颌骨髁突之间的凹陷中。

【主治】耳鸣，耳聋，聍耳。

七、足太阳膀胱经穴位

1. 睛明

【定位】在面部，目内眦内上方眶内侧壁凹陷中。

【主治】目赤肿痛，迎风流泪，内眦痒痛，胬肉攀睛，目翳，目视不明，近视，夜盲，色盲等，急性腰扭伤，坐骨神经痛。

2. 攒竹

【定位】在面部，眉头凹陷中，额切迹处。

【主治】头痛，眉棱骨痛，眼睑瞤动，口眼㖞斜，目赤肿痛，迎风流泪，近视，目视不明，腰背肌扭伤，膈肌痉挛。

3. 眉冲

【定位】在头部，额切际直上入发际 0.5 寸。

【主治】脑晕，头痛，鼻塞，目视不明。

4. 曲差

【定位】在头部，前发际正中直上 0.5 寸，旁开 1.5 寸。

【主治】头痛，鼻塞，鼻出血。

5.五处

【定位】在头部，前发际正中直上1寸，旁开1.5寸。

【主治】小儿惊风，头痛，目眩，目视不明。

6.承光

【定位】在头部，前发际正中直上2.5寸，旁开1.5寸。

【主治】头痛，目痛，目眩，目视不明等。

7.通天

【定位】在头部，前发际正中直上4寸，旁开1.5寸处。

【主治】头痛，头重。

8.络却

【定位】在头部，前发际正中直上5.5寸，旁开1.5寸

【主治】口㖞，眩晕，癫狂，痫证，鼻塞，目视不明，项肿，瘿瘤。

9.玉枕

【定位】在头部，后发际正中直上2.5寸，旁开1.3寸。

【主治】头痛。

10.天柱

【定位】在颈后区，横平第2颈椎棘突上际，斜方肌外缘凹陷中。

【主治】头痛，项强，肩背痛。

11.大杼

【定位】在脊柱区，当第1胸椎棘突下，后正中线旁开1.5寸。

【主治】颈项强，肩背痛，喘息，胸胁支满。

12.风门

【定位】在脊柱区，第2胸椎棘突下，后正中线旁开1.5寸。

【主治】发热头痛，伤风咳嗽。

13.肺俞

【定位】在脊柱区，第3胸椎棘突下，后正中线旁开1.5寸。

【主治】咳嗽上气，胸满喘逆，脊背疼痛。

14.厥阴俞

【定位】在脊柱区，当第4胸椎棘突下，后正中线旁开1.5寸。

【主治】心痛，心悸，胸闷。

15.心俞

【定位】在脊柱区，第5胸椎棘突下，后正中线旁开1.5寸。

【主治】胸引背痛，心痛，心悸，心烦胸闷，气喘，咳嗽咯血，癫狂，痫证，失眠，健忘，悲愁恍惚，呕吐不食，噎膈，肩背痛，痈疽发背，梦遗，盗汗，溲浊。

16.督俞

【定位】在脊柱区，第6胸椎棘突下，后正中线旁开1.5寸。

【主治】腹痛，心痛，腹胀，肠鸣，呃逆。

17.膈俞

【定位】在脊柱区，第7胸椎棘突下，后正中线旁开1.5寸。

【主治】衄血，咯血，便血，产后败血冲心，心悸，心痛，胸痛，胸闷，呕吐，呃逆，盗汗，荨麻疹。

18.肝俞

【定位】在脊柱区，第9胸椎棘突下，后正中线旁开1.5寸。

【主治】胸胁支满，脘腹胀满，黄疸结胸，吞酸吐食，饮食不化，心腹积聚痞，癫狂，痫证，目赤痛痒，胬肉攀睛，多眵，目生白翳，雀目，青盲，目视不明，咯血，吐血，鼻出血，颈项强痛，腰背痛，寒疝，月经不调，闭经，痛经，头痛、眩晕。

19.胆俞

【定位】在脊柱区，第10胸椎棘突下，后正中线旁开1.5寸。

【主治】黄疸，肺痨。

20.脾俞

【定位】在脊柱区，第11胸椎棘突下，后正中线旁开1.5寸。

【主治】腹胀，呕吐，痢疾，泄泻，完谷不化，噎膈，胃痛，吐血，便血，尿血，消渴。

八、足少阴肾经穴位

1.涌泉

【定位】在足底，屈足卷趾时

足心最凹陷处。

【主治】癫狂，尸厥，痫证，善忘，善恐，小儿惊风，头痛，头晕，目眩，舌干，咽喉肿痛，鼻出血，喑不能言，喘逆，咳嗽短气，咯血，肺痨，阳痿，经闭，难产，妇人无子，足心热，五趾尽痛，下肢瘫痪，奔豚气。

2. 然谷

【定位】在足内侧，足舟骨粗隆下方，赤白肉际处。

【主治】月经不调，胸胁胀满。

3. 太溪

【定位】在踝区，内踝尖与跟腱之间的凹陷中。

【主治】遗尿、癃闭、淋证，阳痿、小便频，遗精，水肿，月经不调，经闭，带下，不孕，咳嗽，气喘，咯血，失眠，健忘，神经衰弱，头痛，牙痛，咽喉肿痛，暴喑，鼻出血不止，青盲，夜盲，耳鸣耳聋，口中热，内踝肿痛，足跟痛，下肢厥冷，腰痛，虚劳，脱证，脱发，咯血，消渴。

4. 大钟

【定位】在跟区，内踝后下方，跟骨上缘，跟腱附着部前缘凹陷中。

【主治】咽喉肿痛，腰脊强痛。

5. 水泉

【定位】在跟区，太溪直下1寸，跟骨结节内侧凹陷中。

【主治】小便不利，足跟痛。

6. 照海

【定位】在踝区，内踝尖下1寸，内踝下缘边际凹陷中。

【主治】咽喉肿痛暴喑，心痛，气喘，便秘，肠鸣泄泻，月经不调，痛经，经闭，赤白带下，阴痒，妇人血晕，阴挺，胎衣不下，难产，疝气，淋病，恶露不止，遗精白浊，癃闭，小便频数，遗尿，痫病夜发，惊恐不安。

7. 复溜

【定位】在小腿内侧，内踝尖上2寸，跟腱的前缘。

【主治】腹胀，水肿，腰脊强痛，

腿肿，盗汗，身热无汗，自汗。

8. 交信

【定位】在小腿内侧，内踝尖上2寸，胫骨内侧缘后际凹陷中。

【主治】月经不调，大便难，赤白痢。

9. 筑宾

【定位】在小腿内侧，太溪直上5寸，比目鱼肌与跟腱之间。

【主治】脚软无力，足踹痛，小腿内侧痛。

10. 阴谷

【定位】在膝后区，腘横纹上，半腱肌肌腱外侧缘。

【主治】遗精，阳痿。

11. 横骨

【定位】在下腹部，脐中下5寸，前正中线旁开0.5寸。

【主治】腹胀，腹痛，泄泻，便秘。

12. 大赫

【定位】在下腹部，脐中下4寸，前正中线旁开0.5寸。

【主治】遗精，月经不调，痛经，不孕，子宫脱垂，带下。

13. 气穴

【定位】在下腹部，脐中下3寸，前正中线旁开0.5寸。

【主治】月经不调，不孕症，痛经，带下，小便不通，遗精，阳痿，阴茎痛。

14. 四满

【定位】在下腹部，脐中下2寸，前正中线旁开0.5寸。

【主治】月经不调，痛经，不孕症，遗尿，遗精，带下，水肿，小腹痛、便秘。

15. 中注

【定位】在下腹部，脐中下1寸，前正中线旁开0.5寸。

【主治】腹胀，泄泻，呕吐，痢疾。

16. 肓俞

【定位】在腹中部，脐中旁开0.5寸。

【主治】腹痛绕脐，腹胀，泄泻，呕吐，痢疾，便秘。

17. 商曲

【定位】在上腹部，脐中上2寸，前正中线旁开0.5寸。

【主治】腹痛绕脐，腹胀，泄泻，呕吐，痢疾，便秘。

18. 石关

【定位】在上腹部，脐中上3寸，前正中线旁开0.5寸。

【主治】带下，经闭，妇人产后恶露不止，阴门瘙痒。

19. 阴都

【定位】在上腹部，脐中上4寸，前正中线旁开0.5寸。

【主治】腹胀，腹痛，肠鸣，便秘，妇人不孕。

20. 腹通谷

【定位】在上腹部，脐中上5寸，前正中线旁开0.5寸。

【主治】腹痛，腹胀，呕吐，胸痛，心痛，心悸。

九、手厥阴心包经穴位

1. 天池

【定位】在胸部，第4肋间隙，前正中线旁开5寸。

【主治】呕吐，咳嗽，哮喘，胸痛，胸闷。

2. 天泉

【定位】在臂前区，腋前纹头下2寸，肱二头肌的长、短头之间。

【主治】上臂内侧痛，胸胁胀满，胸背痛。

3. 曲泽

【定位】在肘前区，肘横纹上，肱二头肌腱的尺侧缘凹陷中。

【主治】霍乱，痧证，肘臂挛痛不伸，风疹。

4. 郄门

【定位】在前臂前区，腕掌侧远端横纹上5寸，掌长肌腱与桡侧腕屈肌腱之间。

【主治】心痛，心悸。

5. 间使

【定位】在前臂前区，腕掌侧远端横纹上3寸，掌长肌腱与桡侧腕屈肌腱之间。

【主治】疟疾。

6. 内关

【定位】在前臂前区，腕掌侧远端横纹上2寸，掌长肌腱与桡侧腕屈肌腱之间。

【主治】心痛，心悸，善惊，失眠，脏躁，烦心，癫痫，狂妄，胃脘疼痛，呕吐，呃逆，哮喘，肘臂挛痛，产后血晕。

7. 大陵

【定位】在腕前区，腕掌侧远端横纹中，掌长肌腱与桡侧腕屈肌腱之间。

【主治】喜笑不休，狂言不乐，脏躁。

8. 劳宫

【定位】在掌区，横平第3掌指关节近端，第2、3掌骨之间偏于第3掌骨。

【主治】心烦善怒，喜笑不休，癫狂，小儿惊厥。

9. 中冲

【定位】在手指，中指末端最高点。

【主治】中风，惊厥，心痛，心烦，中暑，热病汗不出，目赤，舌本痛，小儿夜啼。

十、手少阳三焦经穴位

1. 关冲

【定位】在手指，第4指末节尺侧，指甲根角侧上方0.1寸（指寸）。

【主治】寒热头痛，热病汗不出。

2. 液门

【定位】在手背，当第4、5指间，指蹼缘后方赤白肉际处。

【主治】热病汗不出，寒热头痛，疟疾。

3. 中渚

【定位】在手背，第4、5掌骨间，掌指关节近端凹陷中。

【主治】耳聋，耳鸣。

4. 阳池

【定位】在腕后区，腕背侧远

中医药科普读本 第一辑

一针见效

端横纹上，指伸肌腱的尺侧缘凹陷中。

【主治】腕关节红肿不得屈伸，消渴。

5. 外关

【定位】在前臂后区，腕背侧远端横纹上2寸，尺骨与桡骨间隙中点。

【主治】头痛，热病，感冒，耳鸣，急惊风，胸胁痛，肘臂屈伸不利。

6. 支沟

【定位】在前臂后区，腕背侧远端横纹上3寸，尺骨与桡骨间隙中点。

【主治】胸胁痛，大便不通。

7. 会宗

【定位】在前臂后区，腕背侧远端横纹上3寸，尺骨的桡侧缘。

【主治】耳聋，耳鸣，偏头痛，肌肤疼痛，咳喘胸满，臂痛。

8. 三阳络

【定位】在前臂后区，腕背侧远端横纹上4寸，尺骨与桡骨间隙中点。

【主治】臂痛，脑血管病后遗症。

9. 四渎

【定位】在前臂后区，肘尖下5寸，尺骨与桡骨间隙中点。

【主治】暴喑，耳聋，下牙痛，眼疾。

10. 天井

【定位】在肘后区，肘尖上1寸凹陷中。

【主治】暴喑，眼疾。

11. 清冷渊

【定位】在臂后区，肘尖与肩峰角连线上，肘尖上2寸。

【主治】臂痛，头项痛，眼疾。

12. 消泺

【定位】在臂后区，肘尖与肩峰角连线上，肘尖上5寸。

【主治】头项强痛，头痛，臂痛，齿痛。

13. 臑会

【定位】在臂后区，肩峰角下3寸，三角肌的后下缘。

【主治】肩胛肿痛，肩臂痛，瘿气，瘰疬。

14. 肩髎

【定位】在三角肌区，肩峰角与肱骨大结节两骨间凹陷中。

【主治】瘿气，肩胛肿痛，肩臂痛，瘰疬。

15. 天髎

【定位】在肩胛区，肩胛骨上角骨际凹陷中。

【主治】肩臂痛，颈项强痛，胸中烦满。

16. 天牖

【定位】在肩胛区，横屏下颌角，胸锁乳突肌的后缘凹陷中。

【主治】头痛，头晕，突发性聋，项强。

17. 翳风

【定位】在颈部，耳垂后方，乳突下端前方凹陷中。

【主治】耳鸣，耳聋，中耳炎，口眼㖞斜，齿痛，牙关紧闭，颊肿。

18. 瘛脉

【定位】在头部，乳突中央，角孙至翳风沿耳轮弧形连线的上2/3下1/3交点处。

【主治】耳鸣，小儿惊厥。

19. 颅息

【定位】在头部，角孙至翳风沿耳轮弧形连线的上1/3下2/3交点处。

【主治】耳鸣，耳聋，头痛，小儿惊厥，呕吐，泄泻。

20. 角孙

【定位】在头部，耳尖正对发际处。

【主治】耳部肿痛，目赤肿痛，头痛，齿痛，项强。

十一、足少阳胆经穴位

1. 瞳子髎

【定位】在面部，目外眦外侧0.5寸凹陷中。

【主治】头痛晕眩，口眼㖞斜，

目痛，迎风流泪，目翳，目多眵，目生翳膜。

2. 听会

【定位】在面部，耳屏间切迹与下颌骨髁突之间的凹陷中。

【主治】头痛眩晕，口眼㖞斜，耳鸣，耳聋。

3. 上关

【定位】在面部，颧弓上缘中央凹陷中。

【主治】头痛眩晕，耳鸣，耳聋。

4. 颔厌

【定位】在头部，从头维至曲鬓的弧线连线的上 1/4 与下 3/4 的交点处。

【主治】头痛眩晕，耳鸣，耳聋。

5. 悬颅

【定位】在头部，从头维至曲鬓的弧形连线的中点处。

【主治】偏头痛。

6. 悬厘

【定位】在头部，从头维至曲鬓的弧形连线的上 3/4 与下 1/4 的交点处。

【主治】头痛眩晕。

7. 曲鬓

【定位】在头部，耳前鬓角发际后缘与耳尖水平线的交点处。

【主治】头痛眩晕。

8. 率谷

【定位】在头部，耳尖直上入发际 1.5 寸。

【主治】头痛，眩晕，小儿惊风。

9. 天冲

【定位】在头部，耳根后缘直上，入发际 2 寸。

【主治】头痛眩晕。

10. 浮白

【定位】在头部，耳后乳突的后上方，从天冲与完骨弧形连线的上 1/3 与下 2/3 交点处。

【主治】头痛，颈项强痛。

11. 头窍阴

【定位】在头部，耳后乳突的后上方，当天冲与完骨的弧形连线的上 2/3 与下 1/3 交点处。

【主治】头痛，眩晕，癫痫，口眼㖞斜，耳鸣，耳聋，目痛，齿痛，胸胁痛，口苦。

12. 完骨

【定位】在头部，耳后乳突的后下方凹陷中。

【主治】头痛，眩晕，耳鸣，耳聋。

13. 本神

【定位】在头部，前发际上 0.5 寸，头正中线旁开 3 寸。

【主治】头痛，眩晕，颈项强急。

14. 阳白

【定位】在头部，眉上一寸，瞳孔直上。

【主治】头痛，眩晕，颈项强急。

15. 头临泣

【定位】在头部，前发际上 0.5 寸，瞳孔直上。

【主治】头痛，目眩，目赤肿痛，耳鸣耳聋，卒中不省人事。

16. 目窗

【定位】在头部，前发际上 1.5 寸，瞳孔直上。

【主治】头痛头晕，小儿惊痫。

17. 正营

【定位】在头部，前发际上 2.5 寸，瞳孔直上。

【主治】头痛，头晕，面目浮肿，目赤肿痛。

18. 承灵

【定位】在头部，前发际上 4 寸，瞳孔直上。

【主治】头痛，癫痫，惊悸。

19. 脑空

【定位】枕外隆凸的上缘外侧，头正中线旁开 2.25 寸，平脑户穴。

【主治】头痛，眩晕，颈项强痛，癫痫，惊悸。

20. 风池

【定位】在脑后区，枕骨之下，胸锁乳突肌上端与斜方肌上端之间的凹陷中。

【主治】头痛发热，颈项强急，洒淅振寒，热病汗不出，鼻渊，鼻出血，头痛头晕，目赤肿痛，迎风流泪，翳膜遮睛，目视不明，雀目，青盲，面肿，耳鸣耳聋，失眠，癫痫，中风昏迷，气厥。

十二、足厥阴肝经穴位

1. 大敦

【定位】在足趾，大趾末节外侧，趾甲根脚侧后方0.1寸（指寸）。

【主治】闭经，崩漏，阴挺，疝气，遗尿，癃闭。

2. 行间

【定位】在足背，第1、2趾间，趾蹼缘后方赤白肉际处。

【主治】头痛、眩晕、目赤痛，青盲，口歪，耳鸣耳聋，胸胁胀痛，咳嗽气喘，心烦，失眠，中风，癫痫，瘛疭，咯血，吐血，鼻出血，阴中痛，淋疾，遗精，阳痿，外阴瘙痒，痛经，崩漏，月经过多，闭经，带下。

3. 太冲

【定位】在足背，当第1、2跖骨间，跖骨底结合部前方凹陷中，或触及动脉搏动。

【主治】阴痛，精液不足，狐疝，遗尿，癃闭，小便赤，绕脐腹痛，飧泄，月经不调，喉痛嗌干等。

4. 中封

【定位】在踝区，内踝前，胫骨前肌腱的内侧缘凹陷处。

【主治】内踝肿痛，足冷，少腹痛，嗌干。

5. 蠡沟

【定位】在小腿内侧，内踝尖上5寸，胫骨内侧面的中央。

【主治】疝气，遗尿，癃闭，阴痛阴痒，月经不调，赤白带下，阴挺，崩漏。

6. 中都

【定位】在小腿内侧，内踝尖上7寸，胫骨内侧面的中央。

【主治】疝气，遗精，崩漏，恶露不尽。

7. 膝关

【定位】在膝部，胫骨内侧髁的下方，阴陵泉后1寸。

【主治】膝膑肿痛，历节风痛，下肢痿痹等。

8. 曲泉

【定位】在膝部，腘横纹内侧端，半腱肌肌腱内缘凹陷中。

【主治】阳痿。

9. 阴包

【定位】在股前区，髌底上4寸，股内肌与缝匠肌之间。

【主治】月经不调，腰骶痛引小腹等。

10. 足五里

【定位】在股前区，气冲直下3寸，动脉搏动处。

【主治】小便不通。

11. 阴廉

【定位】在股前区，气冲直下2寸。

【主治】月经不调，赤白带下，少腹疼痛。

12. 急脉

【定位】在腹股沟区，横平耻骨联合上缘，前正中线旁开2.5寸处。

【主治】少腹痛，疝气，阴茎痛等。

13. 章门

【定位】在侧腹部，第11肋游离端的下际。

【主治】脘腹胀满，胸胁支满。

14. 期门

【定位】在胸部，第6肋间隙，前正中线旁开4寸。

【主治】胸胁支满，呕吐呃逆。

后　记

　　本套书在编写过程中，参阅了大量的相关著作、文章等，其中涉及很多名家医案、医方、歌诀、杂记、传说、故事等。对于部分入选的医方、歌诀等内容因未能与原作者取得联系，谨致以深深的歉意。敬请本书入选的医方、歌诀等的原作者及时与我们联系，以便我们支付给您稿酬并赠送样书。

　　同时我们欢迎广大医学研究者、爱好者提出宝贵的建议，踊跃荐稿。

联系人：刘老师

电话：0431－86805559

地址：吉林省长春市春城大街789号

邮编：130062

邮箱：359436787@qq.com